# 临床护理思维与实践

主编 郑 鑫 郭 伟 王彩霞 纪春芬 洪雪荣



世界图书出版公司
西安 北京 广州 上海

图书在版编目（CIP）数据

临床护理思维与实践/郑鑫等主编.—西安：世界图书出版西安有限公司，2022.9
ISBN 978-7-5192-9918-7

Ⅰ.①临… Ⅱ.①郑… Ⅲ.①护理学 Ⅳ.①R47

中国版本图书馆CIP数据核字（2022）第173100号

| | |
|---|---|
| 书　　名 | 临床护理思维与实践<br>LINCHUANG HULI SIWEI YU SHIJIAN |
| 主　　编 | 郑　鑫　郭　伟　王彩霞　纪春芬　洪雪荣 |
| 责任编辑 | 王少宁 |
| 装帧设计 | 济南睿诚文化发展有限公司 |
| 出版发行 | 世界图书出版西安有限公司 |
| 地　　址 | 西安市锦业路1号都市之门C座 |
| 邮　　编 | 710065 |
| 电　　话 | 029-87214941　029-87233647（市场营销部）<br>029-87234767（总编室） |
| 经　　销 | 全国各地新华书店 |
| 印　　刷 | 山东麦德森文化传媒有限公司 |
| 开　　本 | 787mm×1092mm　1/16 |
| 印　　张 | 11.5 |
| 字　　数 | 198千字 |
| 版次印次 | 2022年9月第1版　2022年9月第1次印刷 |
| 国际书号 | ISBN 978-7-5192-9918-7 |
| 定　　价 | 128.00元 |

# 编委会


## 主　编

郑　鑫　郭　伟　王彩霞　纪春芬
洪雪荣

## 副主编

杨玉梅　孙　杉　任　静　张　曼
王　艳　许崇明　祝　贺　季婉珍
解英慧

## 编　委（按姓氏笔画排序）

王　艳（深圳市儿童医院）
王彩霞（莘县中心医院）
王淑青（山西省阳泉市中医医院）
任　静（泗水县人民医院）
许崇明（新疆医科大学附属肿瘤医院）
孙　杉（滨州医学院附属医院）
纪春芬（邹平市中心医院）
杨玉梅（聊城市人民医院）
张　曼（建始县人民医院）
张　敏（聊城市第三人民医院）
季婉珍（湖北省孝昌县第一人民医院）
郑　鑫（青岛市黄岛区中心医院）
洪雪荣（菏泽市牡丹区中心医院）
祝　贺（山东省公共卫生临床中心）
郭　伟（济宁市妇女儿童医院）
黄珍珍（菏泽市定陶区人民医院）
解英慧（淄博市周村区人民医院）

# 前言

FOREWORD

护理学是自然科学、社会科学、人文科学等多学科相互渗透的一门综合性应用学科，是研究护理现象及其发生、发展规律的学科。随着医学科学技术的飞速发展，以及人们对健康需求的不断提高，护理工作作为医疗卫生事业的重要组成部分，在医疗、预防、康复等工作中的作用日益凸显，从患者入院就医到病愈出院，护理工作贯穿始终，其水平的高低、质量的好坏直接影响患者的满意度。这就要求护理人员在临床工作中要始终坚持"以患者为中心，以患者满意"为目标，用优质的护理满足人们对健康服务的需求。为了帮助护理工作者巩固护理基础知识，熟练掌握护理专业技能和规范的技术操作，提高自身的护理水平和职业素养，我们特别邀请多位具有丰富临床护理经验和护理教学经验的专业人员，在参考了大量国内外最新文献资料的基础上，编写了本书。

本书将基础理论知识与临床实践技能相结合，对多个科室临床常见疾病的病因病机、临床表现、诊断及临床护理等进行了重点详细的介绍。本书内容丰富、资料翔实、重点突出，文字精炼、通俗易懂，总结了近年来临床护理的新技术、新方法，集科学性、前瞻性和实用性于一体，能够帮助广大护理工作者培养临床思维，规范临床护理行为，提高护理技能水平。本书适合各级医院的临床护理人员在工作中遇到困难时翻阅，也可供实习护士、见习护士和护理院校学生阅读使用。

由于本书参编人员较多，文笔不尽一致，繁简程度也不尽相同，加上编写时间仓促，难免有错误及不足之处，恳请广大读者提出宝贵的修改意见和建议，以便日后及时修订，使之日臻完善。

**《临床护理思维与实践》编委会**

**2022 年 6 月**

# 目录
CONTENTS

# 第一章

# 基础护理操作技术

## 第一节　床上擦浴

### 一、目的

皮肤覆盖于人体表面，是身体最大的器官。完整的皮肤还具有保护机体、调节体温、吸收、分泌、排泄及感觉等功能，是抵御外界有害物质入侵的第一道屏障。皮肤的新陈代谢迅速，其代谢产物如皮脂、汗液及表皮碎屑等能与外界细菌及尘埃结合成污垢，黏附于皮肤表面，如不及时清除，可刺激皮肤，降低皮肤的抵抗力，以致破坏其屏障作用，成为细菌入侵的门户，造成各种感染。因此，去除皮肤污垢，消除令人不快的身体异味，保持皮肤清洁，促进患者机体放松，增进患者舒适及活动度，防止肌肉挛缩和关节僵硬等并发症，刺激皮肤血液循环，增加皮肤的排泄功能，防御皮肤感染和压疮的发生。适用于病情较重、长期卧床或使用石膏、牵引、卧床、生活不能自理及无法自行沐浴的患者。

皮肤的清洁与护理有助于维持机体的完整性，给机体带来舒适感，可预防感染发生，防止压疮及其他并发症。

### 二、准备

#### (一)物品准备

治疗盘内：浴巾、毛巾各 2 条，沐浴液或浴皂、小剪刀、梳子、50%乙醇、护肤用品(爽身粉、润肤剂)、一次性油布 1 条、手套。

治疗盘外：面盆 2 个，水桶 2 个(一桶内盛 50～52 ℃的温水，并按年龄、季节和生活习惯调节水温；另一桶接盛污水用)，清洁衣裤和被服，另备便盆、便盆巾和屏风。

**(二)患者、操作人员及环境准备**

患者了解床上擦浴目的、方法、注意事项及配合要点，根据需要协助患者使用便器排便，避免温水擦洗中引起患者排尿和排便反射，调整情绪，指导或协助患者取舒适体位。操作人员应衣帽整齐，修剪指甲，洗手，戴口罩。环境安静、整洁、关闭门窗，室温控制在22～26 ℃，必要时备屏风。

## 三、评估

(1)评估病情、治疗情况、意识、心理状态、卫生习惯及合作度。

(2)患者皮肤情况，有无感染、破损及并发症、肢体活动度、自理能力。

(3)向患者解释床上擦浴的目的、方法、注意事项及配合要点。

## 四、操作步骤

(1)根据医嘱，确认患者，了解病情。

(2)向患者解释说明目的、过程及方法。解除患者紧张情绪，使患者有安全感，取得合作。

(3)拉布幔或屏风遮挡患者，预防受凉并保护患者隐私，使患者身心放松。

(4)面盆内倒入50～52 ℃温水约2/3处或根据患者的习惯调节水温。

(5)根据病情摇平床头及床尾支架，松开床尾盖被，放平靠近操作者的床档，将患者身体移向床沿，尽量靠近操作者，确保患者舒适，利用人体力学原理，减少操作过程中机体的伸展和肌肉紧张及疲劳度。

(6)戴手套，托起头颈部，将浴巾铺在枕头上，另一浴巾放在患者胸前(每擦一处均应在其下面铺浴巾，保护床单位，并用浴毯遮盖好擦洗周围的暴露部位)，防止枕头和被褥弄湿。

(7)毛巾放入温水中浸透，拧至半干叠成手套状，包在操作者手上，用毛巾不同面，先擦患者眼部按由内眦到外眦依次擦干眼部，再用较干的毛巾擦洗一遍。毛巾折叠能提高擦洗效果，同时保持毛巾的温度。

(8)操作者一手轻轻固定患者头部，用洗面乳或香皂(根据患者习惯选择)，依次擦洗患者额部、鼻翼、颊部、耳郭、耳后直至额下、颈部，再用清水擦洗，然后再用较干毛巾擦洗一遍。褶皱部应重复擦洗如额下、颈部位、耳郭、耳后。

(9)协助患者脱下上衣，置治疗车下层。按先近侧后对侧，先擦洗双上肢(上肢由远心端向近侧擦洗，避免静脉回流)，再擦洗胸腹部顺序(腹部以脐为中心，从右向左顺结肠走向擦洗，乳房处环形擦洗)。先用涂浴皂的湿毛巾擦洗，再用湿毛巾擦净皂液，清洗拧干毛巾后再擦洗干，最后用大浴巾边按摩边擦干。根据需要随时调节更换水温。擦洗过程中注意观察患者病情及皮肤情况，患者出现寒战、面色苍白时，应立即停止擦洗，给予适当处理。

(10)协助患者侧卧，背向操作者，浴巾一底一盖置患者擦洗部下及暴露部，依次进行擦洗后劲、背、臀部。背部及受压部位可用50%乙醇做皮肤按摩，促进血液循环，防止并发症发生。根据季节扑爽身粉。

(11)协助患者更换清洁上衣，一般先穿远侧上肢，再穿近侧、患侧，再穿健侧，可减少关节活动，避免引起患者疼痛不适。及时用棉被盖好胸、腹部，避免受凉。

(12)更换水、盆、毛巾，擦洗患者下肢、足部背侧，患者平卧，脱下裤子后侧卧，脱下衣物置治疗车下层，将浴巾纵向垫在下肢，浴巾盖于会阴部及下肢前侧，依次从踝部向膝关节、大腿背侧顺序擦洗。

(13)协助患者平卧，擦洗两下肢、膝关节处、大腿前侧部位。

(14)更换温水、盆、毛巾，擦洗会阴部、肛门处(注意肛门部皮肤的褶皱处擦洗干净，避免分泌物滞留，细菌滋生)，撤去浴巾，为患者换上干净裤子。

(15)更换温水、盆、毛巾，协助患者移向近侧床边，盆移置足下，盆下铺一次性油布或将盆放于床旁椅上，托起患者小腿部屈膝，将患者双脚同时或先后浸泡于盆内，浸泡片刻软化角质层，洗清双足，擦干足部。

(16)根据需要修剪指甲，足部干裂者涂护肤品，防止足部干燥和粗糙。

(17)为患者梳头，维护患者个人形象，整理床单位，必要时更换床单。

(18)协助患者取舒适体位后，开窗换气。

(19)整理用物，进行清洁消毒处理，避免致病菌的传播。

(20)洗手、记录。

## 五、注意事项

(1)按擦浴顺序、步骤和方法进行。

(2)擦洗眼部时，尽量避免浴皂，防止对眼部刺激。

(3)操作过程中注意观察患者的病情变化，保持与患者沟通，询问患者感受。

(4)擦洗动作要轻柔、利索，尽量注意少搬动、少暴露患者，注意保暖。

(5)擦洗时注意褶皱处如额下、颈部、耳郭、耳后、腋窝、指间、乳房下褶皱处、脐部、腹股沟、肛周等要擦洗干净。

(6)肢体有损伤者，应先脱健侧衣裤后脱患侧，穿时应先穿患侧后穿健侧，避免患者关节过度活动，引起疼痛和损伤。

## 六、压疮的预防及护理

压疮是身体局部组织长期受压，血液循环障碍，局部组织持续缺血、缺氧、营养缺乏引起的组织破损和坏死。压疮可造成从表皮到皮下组织、肌肉，以致引起骨骼和骨关节的破坏，严重者可继发感染，引起败血症导致死亡。因此，护理人员要注意对患者进行压疮危险因素的评估，特别是对高危险人群要早预防、早发现、早治疗。适当的活动是预防压疮的最佳途径。

### (一)压疮预防

1.避免局部组织长期受压

经常翻身是卧床患者最简单而有效地解除压力的方法。对能自行翻身的患者，应鼓励和定时督促或协助翻身。当患者不能自主活动时如昏迷、瘫痪患者，自主活动受到很大限制的患者，如高龄、体衰、多发伤患者以及有感觉障碍时，自主进行活动受限，导致个人自理能力下降，使受压部位破溃的可能性增加。通常昏迷、脊髓受伤或糖尿病患者是压疮发生的潜在因素，应做到定时翻身，翻身时必须使患者保持处于稳定平衡的姿势，防止患者倾倒造成摔伤、扭伤及呼吸不畅等。意识的改变及感觉障碍患者：体位变换时的不当体位，造成关节处、骨突隆起处如股骨的大转子结节更突出于体表，可使骨突起部位承受更多的压力，产生骨突起部位严重的血液循环障碍。所以患者取侧卧位时，应屈髋屈膝，两腿前后分开，身体下面的臂向前略伸，身体上面的臂前伸与腋成 30°，增大受压面积的同时，使患者身体下半身处于髂前上棘与股骨大转子及下腿膝外侧所形成的三角平面内，防止体重集中压迫到髂前上棘一点上，保持身体稳定平衡，防止压疮发生。翻身间隔时间可根据病情及受压部位皮肤状况而定，至少每 2 个小时翻身 1 次，必要时每 30 分钟到 1 小时 1 次。并建立床头翻身卡，记录翻身时间、患者的体位及皮肤情况。翻身后应采取软枕予以支撑，极度衰弱和肢体瘫痪的患者，可使用肢体架或其他设备架空骨突出部，支持身体空隙处，防止对肢体压迫造成伤害。

2.避免摩擦力和剪切力

在协助患者翻身、更换床单、衣服及搬动患者时，要注意患者身体各个部分的位置，要抬起患者的身体，尤其是臂部要抬高，禁止拖、拉、拽等损伤皮肤。可以用吊架或提床单式的方式使患者变换体位，皮肤与床单之间不发生皮肤摩擦。患者需在床上解决大小便，使用便盆时应把患者臂部抬高，不可硬塞、硬拉，在便盆上垫软纸或布垫。患者取头高或取半卧位时，床头抬高＜30°防止患者身体下滑，产生剪切力和骶部受压，同时在骶尾部垫棉垫圈，使骶尾部处于悬空，借助臀部丰富的皮下脂肪代替骶骨承担身体体重。

3.病情危重者

病情危重者及其他原因不宜翻身时，局部可用环形棉垫、海绵垫、枕头、高分子人工脂肪垫等，缓解骨隆突处压力。如压点移动性气垫，就是利用黑白充气囊交替膨胀与收缩，以此来移动压迫点分散体压。此外还有灌水垫、电动式气垫等，气垫床褥通过床垫气囊中的不同气流压力来分散患者身体受压部位，同时在身体空隙处垫海绵垫及软枕，增加受压面积，均能起到分散压力的效应。但都不能完全依赖用具，仍要强调定时翻身，预防受压。同时对局部受压部位按摩，对已压红部位禁止按摩，按摩反而会加重皮肤的损伤。方法：50％乙醇或50％红花乙醇，涂抹患处，用手掌大小鱼肌处贴紧患处，均匀按向心方向，由轻到重，再由重到轻，按摩5分钟左右，加快血液循环，可有效预防压疮的发生。

4.保护组织避免受不良刺激

皮肤经常受到潮湿或排泄物刺激，皮肤表皮保护能力下降，局部剪切力和摩擦力增大，因此增加受压组织发生压疮的概率。老年人皮肤褶皱多，加之汗液、大小便失禁导致皮肤软化，应特别注意防止擦伤、撕裂。保持患者皮肤和床单位清洁、干燥、平整、无皱，直接接触的内衣要柔软，帮患者翻身要用力抬起，不能拖、推，以免擦伤。另外要每天用温水擦浴、擦背或用温热毛巾敷于受压部位，勤洗浴、勤换衣裤，保持皮肤干燥、光滑。皮肤褶皱处扑上一层薄的爽身粉，以减少摩擦力并吸收潮湿。动作要轻柔，防止损伤皮肤。注意不可让患者直接卧于橡胶单或塑料布上，局部皮肤可涂凡士林软膏以保护、润滑皮肤(禁止在溃疡的皮肤上涂抹)，经常检查受压部位。

5.补充营养增加机体修复机制

蛋白质是机体组织修复所必需的物质，维生素C及锌在伤口愈合中亦起着很重要的作用。高蛋白、高热量、高维生素、富含钙锌的膳食，能保证机体供给，确保正氮平衡，加速疮面愈合。营养供给方式多样，可根据患者病情选择。

**(二)压疮护理**

1.控制感染，预防败血症

减少或除去伤口不能愈合的局部性因素，高蛋白、高热量、高维生素、富含钙锌的膳食，纠正低蛋白血症，保障疮面愈合。

2.淤血红润期

为压疮的初期，受压部位出现短暂性血液循环障碍，组织缺氧，局部充血，皮肤出现红、肿、热、麻木或有触痛。压力持续 30 分钟后，皮肤颜色不能恢复正常，若能及时处理，短时间内能自愈，加热可使细胞新陈代谢增加，反而使组织缺氧，促使损伤加重，因而此期不主张局部热疗。增加患者翻身次数，避免局部过度受压，改善局部血液循环（紫外线、红外线照射等）；避免摩擦、潮湿及排泄物的不良刺激，阻止压疮继续发展，主要的护理措施：保持床单元干净、平整、无皱、无屑；保持良好体位，避免摩擦力和剪切力；加强营养摄入提高机体抵抗能力。

3.炎性浸润期

损伤延伸到真皮层及皮下组织，由于红肿部位继续受压，血液循环得不到改善，静脉血回流受阻，受压局部表面静脉淤血，呈紫红色，皮下产生硬结，皮肤水肿而变薄，表皮有水疱形成。此时皮肤易破溃，患者有疼痛感，硬结明显。若不采取积极措施，压疮则继续发展。若能及时解除受压，改善血液循环，清洁疮面，仍可以防止压疮进一步发展。保护疮面皮肤，预防疮面感染。除继续加强以上措施，对于有水疱的部位，加强水疱的护理，未破的小水疱要避免摩擦，防止破裂感染，使其自行吸收。水疱较大或吸收较慢时，可在无菌情况下，用无菌注射器抽出水疱内的液体（保护水疱表皮完整性），消毒穿刺部位及周围，然后用无菌敷料覆盖并稍加压进行包扎，防止水疱渗液及感染。此期可继续用紫外线、红外线照射法（紫外线照射，有消炎和干燥作用，对各类细菌感染疮面均有较好的杀菌效果；红外线照射，有消炎、促进血液循环、增强细胞功能等作用，同时可使疮面干燥，减少渗出，有利于组织的再生和修复），遵医嘱每天或隔天照射 1 次，每次 15～20 分钟。

4.浅度溃疡期

此期全层皮肤破坏，可深及皮下组织和深层组织。表皮水疱逐渐扩散扩大，水疱破溃后，可显露潮湿红润的疮面，有黄色渗出液流出，感染后表面有脓液覆盖，致使浅层组织坏死，溃疡形成，患者疼痛加剧。主要是清洁疮面，去除坏死组织和促进肉芽组织生长，促使疮面愈合。此期护理原则是清创要彻底，直至出现渗血的新鲜疮面。可使用透明膜、水胶体、水凝胶等敷料覆盖疮面，此类保湿敷料及伤口覆盖膜可使伤口保持湿润，有利于坏死组织和纤维蛋白的溶解，并能保持、促进多种生物因子的活性；有利于细胞增殖分化和移行，加速肉芽组织的形成；还可避免敷料与新生肉芽组织粘连，更换敷料时造成再次机械性损伤，为疮面愈合提供适宜的环境。此期需要特别重视疮面的保护，避免疮面继续受压，应尽量保持局部清洁、干燥。可用鹅颈灯距疮面25 cm处照射疮面，每天 1～2 次，每次 10～15 分钟，照射后以外科换药法处理疮面。还可采用新鲜的鸡蛋内膜、纤维蛋白膜、骨胶原膜等贴于疮面治疗。因为此类内膜还有一种溶菌酶，能分解异种生物的细胞壁，杀死细菌，可视为消炎、杀菌剂。同时内膜含有蛋白质，能在疮面表层形成无色薄膜覆盖疮面，防止污染和刺激，减轻疼痛，促进炎症局限化，具有明显的收敛作用。

5.坏死溃疡期

此期是压疮的严重期。坏死组织侵入全层皮肤、肌肉、骨骼及韧带，感染可向周边及深部扩展，可深达骨面，时有窦管形成。坏死组织发黑，脓性分泌物增多，有臭味。严重者若细菌及毒素侵入血液循环可引起败血症及脓毒血症，造成全身感染，甚至危及生命。此护理原则是去除坏死组织，清洁疮面、促进肉芽组织生长，保持引流通畅，促进愈合。可采用清热解毒、活血化瘀、去腐生肌收敛的中成药，如中药生肌膏散、烧烫宁喷雾剂等有促进局部疮面血液循环，促进健康组织生长的作用。如疮面有感染时，先用生理盐水或0.02%呋喃西林溶液清洗疮面，亦可采用甲硝唑湿敷或用生理盐水清理疮面，再涂以磺胺嘧啶银粉或选择使用湿润烧伤膏、生肌散等，也可用密闭性、亲水性、自黏性的新型系列敷料。对渗出性伤口可用高度吸收敷料，并保持敷料的密闭性，可促进自溶性清创，有利于焦痂的伤口可用含水胶体、水凝胶和藻酸盐类敷料，有助于腐肉的去除。对于溃疡较深、引流不畅者，应用3%过氧化氢溶液冲洗，以抑制厌氧菌生长，再用非粘连性敷料填塞或水凝胶类敷料对伤口的腔道进行填充，可防止在伤口愈合前窦道的开口闭合。亦可采用空气隔绝后局部持续吸氧法治疗压疮，方法是用塑料袋罩住疮面并固定四周通过小孔向袋内吹氧，氧流量为5～6 L/min，每天2次，每次15分钟。治疗完毕，疮面用无菌敷料覆盖或暴露均可。其原理是利用纯氧抑制疮面厌氧菌生长，提高疮面组织供氧，改善局部组织有氧代谢，并利用氧气流干燥疮面，促进结痂，有利于愈合。对长期保守治疗不愈合、创面肉芽老化、创缘有瘢痕组织形成，且合并有骨、关节感染或深部窦道形成者，应考虑进行减张肌皮瓣术、植皮等手术治疗。

## 第二节　静脉输液

### 一、准备

(1)仪表：着装整洁，佩戴胸牌，洗手、戴口罩。

(2)用物:注射盘内放干棉球缸、一次性输液器、网套、止血带、橡皮小枕及一次性垫巾、弯盘、0.75%碘酊、棉签、胶布、启盖器、药液瓶外贴输液标签(上写患者姓名、床号、输液药品、剂量、用法、日期、时间、输液架)。

## 二、操作步骤

(1)根据医嘱备齐用物,携至床旁查对床号、姓名、剂量、用法、时间、药液瓶和面貌,并摇动药瓶对光检查。

(2)做好解释工作,询问大小便,备胶布。

(3)开启铝盖中心部分(如备物时加完药可省去)套网套,消毒瓶塞中心及瓶颈,挂于输液架上,检查输液器并打开,插入瓶塞至针头根部。

(4)排气,排液 3~5 mL 至弯盘内。

(5)选择血管、置小枕及垫巾,扎止血带、消毒皮肤,待干。

(6)再次查对床号、姓名、剂量、用法、时间、药液瓶和面貌。

(7)再次检查空气是否排尽,夹紧,穿刺时左手绷紧皮肤并用拇指固定静脉,见回血,松止血带及螺旋夹。

(8)胶布固定,干棉球遮盖针眼,调节滴速,开始 15 分钟应慢,无异常调节正常速度。

(9)交代注意事项,整理床单元及用物。

(10)爱护体贴患者,协助致舒适体位。

(11)洗手、消毒用物。

## 三、临床应用

### (一)静脉输液注意事项

(1)严格执行无菌操作和查对制度。

(2)根据病情需要,有计划地安排轮流顺序,如需加入药物,应合理安排,以尽快达到输液目的,注意配伍禁忌。

(3)需长期输液者,要注意保护和合理使用静脉,一般从远端小静脉开始。

(4)输液前应排尽输液管及针头内空气,药液滴尽前要按需及时更换溶液瓶或拔针,严防造成空气栓塞。

(5)输液过程中应加强巡视,耐心听取患者的主诉,严密观察注射部位皮肤有无肿胀、针头有无脱出、阻塞或移位、针头和输液器衔接是否紧密、输液管有无扭曲受压、输液滴速是否适宜以及输液瓶内溶液量等,及时记录在输液卡或护理记录单上。

(6)需24小时连续输液者,应每天更换输液器。

(7)颈外静脉穿刺置管,如硅胶管内有回血,须及时用稀释肝素溶液冲注,以免硅胶管被血块堵塞;如遇输液不畅,须注意是否存在硅胶管弯曲或滑出血管外等情况。

**(二)常见输液反应及防治**

1.发热反应

(1)减慢滴注速度或停止输液,及时与医师联系。

(2)对症处理,寒战时适当增加盖被或用热水袋保暖,高热时给予物理降温。

(3)按医嘱给抗过敏药物或激素治疗。

(4)保留余液和输液器,必要时送检验室细菌培养。

(5)严格检查药液质量、输液用具的包装及灭菌有效期等,防止致热物质进入体内。

2.循环负荷过重(肺水肿)

(1)立即停止输液,及时与医师联系,积极配合抢救,安慰患者,使患者有安全感和信任感。

(2)为患者安置端坐位,使其两腿下垂,以减少静脉回流,减轻心脏负担。

(3)加压给氧,可使肺泡内压力增高,减少肺泡内毛细血管渗出液的产生;同时给予20%～30%乙醇湿化吸氧,因乙醇能减低肺泡内泡沫的表面张力,使泡沫破裂消散,从而改善肺部气体交换,迅速缓解缺氧症状。

(4)按医嘱给予镇静药、扩血管药物和强心药如洋地黄等。

(5)必要时进行四肢轮流结扎,即用止血带或血压计袖带作适当加压,以阻断静脉血流,但动脉血流仍通畅。每隔5～10分钟轮流放松一侧肢体的止血带,可有效地减少静脉回心血量,待症状缓解后,逐步解除止血带。

(6)严格控制输液滴速和输液量,对心、肺疾病患者及老年、儿童尤应慎重。

3.静脉炎

(1)严格执行无菌操作,对血管壁有刺激性的药物应充分稀释后应用,并防止药物溢出血管外。同时,要有计划地更换注射部位,以保护静脉。

(2)患肢抬高并制动,局部用95%乙醇或50%硫酸镁行热湿敷。

(3)理疗。

(4)如合并感染,根据医嘱给予抗生素治疗。

4.空气栓塞

(1)立即停止输液,及时通知医师,积极配合抢救,安慰患者,以减轻恐惧感。

(2)立即为患者置左侧卧位和头低足高位(头低足高位在吸气时可增加胸内压力,以减少空气进入静脉;左侧位可使肺的位置低于右心室,气泡侧向上漂移到右心室,避开肺动脉口。由于心脏搏动将空气混成泡沫,分次小量进入肺动脉内)。

(3)氧气吸入。

(4)输液前排尽输液管内空气,输液过程中密切观察,加压输液或输血时应专人守护,以防止空气栓塞发生。

## 第三节 导 尿 术

### 一、目的

(1)为尿潴留患者解除痛苦;使尿失禁患者保持会阴清洁干燥。

(2)收集无菌尿标本,做细菌培养。

(3)避免盆腔手术时误伤膀胱,为危重、休克患者正确记录尿量,测尿比重提供依据。

(4)检查膀胱功能,测膀胱容量、压力及残余尿量。

(5)鉴别尿闭和尿潴留,以明确肾功能不全或排尿功能障碍。

(6)诊断及治疗膀胱和尿道的疾病,如进行膀胱造影或对膀胱肿瘤患者进行化疗等。

### 二、准备

#### (一)物品准备

治疗盘内:橡皮圈 1 个,别针 1 枚,备皮用物 1 套,一次性无菌导尿包 1 套(治疗碗 2 个、弯盘、双腔气囊导尿管根据年龄选不同型号尿管,弯血管钳 1 把、镊子 1 把、小药杯内置棉球若干个,液状石蜡棉球瓶 1 个,洞巾 1 块)。弯盘1 个,一次性手套 1 双,治疗碗 1 个(内盛棉球若干个),弯血管钳 1 把、镊子 2 把、无菌手套 1 双,常用消毒溶液:0.1%苯扎溴铵(新洁尔灭)、0.1%氯己定等,无菌持物钳及容器 1 套,男性患者导尿另备无菌纱布 2 块。

治疗盘外:小橡胶单和治疗巾 1 套(或一次性治疗巾),便盆及便盆巾。

### (二)患者、护理人员及环境准备

患者了解导尿目的、方法、注意事项及配合要点。取仰卧屈膝位，调整情绪，指导或协助患者清洗外阴，备便盆。护理人员应衣帽整齐，修剪指甲，洗手，戴口罩。环境安静、整洁、光线、温湿度适宜，关闭门窗，备屏风或隔帘。

## 三、评估

(1)评估患者病情、治疗情况、意识、心理状态及合作度。

(2)患者排尿功能异常的程度，膀胱充盈度及会阴部皮肤、黏膜的完整性。

(3)向患者解释导尿的目的、方法、注意事项及配合要点。

## 四、操作步骤

将用物推至患者处，核对患者床号、姓名，向患者解释导尿的目的、方法、注意事项及配合要点。消除患者紧张和窘迫的心理，以取得合作。

(1)用屏风或隔帘遮挡患者，保护患者的隐私，使患者精神放松。

(2)帮助患者清洗外阴部，减少逆行尿路感染的机会。

(3)检查导尿包的日期，是否严密干燥，确保物品无菌性，防止尿路感染。

(4)根据男性和女性尿道解剖特点执行不同的导尿术。

### (一)男性患者导尿术操作步骤

(1)操作者位于患者右侧，帮助患者取仰卧屈膝位，脱去对侧裤腿，盖在近侧腿上，对侧下肢和上身用盖被盖好，两腿略外展，暴露外阴部。

(2)将一次性橡胶单和治疗巾垫于患者臀下，弯盘放于患者臀部，治疗碗内盛棉球若干个。

(3)左手戴手套，用纱布裹住阴茎前 1/3，将阴茎提起，另一手持镊子夹消毒棉球按顺序消毒，阴茎后 2/3 部-阴阜-阴囊暴露面。

(4)用无菌纱布包裹消毒过的阴茎后 2/3 部-阴阜-阴囊暴露面，消毒阴茎前 1/3，并将包皮向后推，换另一把镊子夹消毒棉球消毒尿道口，向外螺旋式擦拭龟头-冠状沟-尿道口数次，包皮和冠状沟易藏污，应彻底消毒，预防感染。污棉球置于弯盘内移至床尾。

(5)在患者两腿间打开无菌导尿包，用持物钳夹浸消毒液的棉球于药杯内。

(6)戴无菌手套，铺洞巾，使洞巾与包布内面形成无菌区域。嘱患者勿移动肢体保持体位，以免污染无菌区。

(7)按操作顺序排列好用物，用镊子取液状石蜡棉球，润滑导尿管前端。

(8)左手用纱布裹住阴茎并提起,使之与腹壁成 60°,使耻骨前弯消失,便于插管。将包皮向后推,右手用镊子夹取浸消毒液的棉球,按顺序消毒尿道口、螺旋消毒龟头、冠状沟、尿道口数遍,每个棉球只可用 1 次,禁止重复使用,确保消毒部位不受污染,污棉球置于弯盘内,右手将弯盘移至靠近床尾无菌区域边沿,便于操作。

(9)左手固定阴茎,右手将治疗碗置于洞巾口旁,男性尿道长而且又有 3 个狭窄处,当插管受阻时,应稍停片刻嘱患者深呼吸,减轻尿道括约肌紧张,再徐徐插入导尿管,切忌用力过猛而损伤尿道。

(10)用另一只血管钳夹持导尿管前端,对准尿道口轻轻插入 20～22 cm,见尿液流出后,再插入约2 cm,将尿液引流入治疗碗(第一次放尿不超过 1 000 mL,防止大量放尿,腹腔内压力急剧下降,血液大量滞留腹腔血管内,血压下降虚脱及膀胱内压突然降低,导致膀胱黏膜急剧充血,发生血尿)。

(11)治疗碗内尿液盛 2/3 满后,可用血管钳夹住导尿管末端,将尿液导入便器内,再打开导尿管继续放尿。注意询问患者的感觉,观察患者的反应。

(12)导尿毕,夹住导尿管末端,轻轻拔出导尿管,避免损伤尿道黏膜。撤下洞巾,擦净外阴,脱去手套置弯盘内,撤出臀部一次性橡胶单和治疗巾置治疗车下层。协助患者穿好裤子,整理床单位。

(13)整理用物。

(14)洗手,记录。

### (二)女性患者导尿术操作步骤

(1)操作者位于患者右侧,帮助患者取仰卧屈膝位,脱去对侧裤腿,盖在近侧腿上,对侧下肢和上身用盖被盖好,两腿略外展,暴露外阴部。

(2)将一次性橡胶单和治疗巾垫于患者臀下,弯盘放于患者臀部,治疗碗内盛棉球若干个。

(3)左手戴手套,右手持血管钳夹取消毒棉球做外阴初步消毒,按由外向内,自上而下,依次消毒阴阜、两侧大阴唇。

(4)左手分开大阴唇,换另一把镊子按顺序消毒大小阴唇之间-小阴唇-尿道口-自尿道口至肛门,减少逆行感染的机会。污棉球置于弯盘内,消毒完毕,脱下手套置于治疗碗内,污物放置治疗车下层。

(5)在患者两腿间打开无菌导尿包,用持物钳夹浸消毒液的棉球于药杯内。

(6)戴无菌手套,铺洞巾,使洞巾与包布内面形成无菌区域。嘱患者勿移动肢体保持体位,以免污染无菌区。

(7)按操作顺序排列好用物,用镊子取液状石蜡棉球,润滑导尿管前端。

(8)左手拇指、示指分开并固定小阴唇,右手持弯持物钳夹取消毒棉球,按由内向外,自上而下顺序消毒尿道口、两侧小阴唇、尿道口,尿道口处要重复消毒1次,污棉球及弯血管钳置于弯盘内,右手将弯盘移至靠近床尾无菌区域边沿,便于操作。

(9)右手将无菌治疗碗移至洞巾旁,嘱患者张口呼吸,用另一只弯血管钳夹持导尿管对准导尿口轻轻插入尿道4～6 cm,见尿液后再插入1～2 cm。

(10)左手松开小阴唇,下移固定导尿管,将尿液引入治疗碗。注意询问患者的感觉,观察患者的反应。

(11)导尿毕,夹住导管末端,轻轻拔出导尿管,避免损伤尿道黏膜。撤下洞巾,擦净外阴,脱去手套置弯盘内,撤出臀部一次性橡胶单和治疗巾置治疗车下层。协助患者穿好裤子,整理床单位。

(12)整理用物。

(13)洗手,记录。

## 五、注意事项

(1)向患者及其家属解释留置导尿管的目的和护理方法,使其认识到预防泌尿道感染的重要性,并主动参与护理。

(2)保持引流通畅,避免导尿管扭曲堵塞,造成引流不畅。

(3)防止泌尿系统逆行感染。

(4)患者每天摄入足够的液体,每天尿量维持在2 000 mL以上,达到自然冲洗尿路的目的,以减少尿路感染和结石的发生。

(5)保持尿道口清洁,女性患者用消毒棉球擦拭外阴及尿道口,如分泌物过多,可用0.02%高锰酸钾溶液冲洗,再用消毒棉球擦拭外阴及尿道口。男性患者用消毒棉球擦拭尿道口、阴茎头及包皮,每天1～2次。

(6)每周定时更换集尿袋1次,定时排空集尿袋,并记录尿量。

(7)每月定时更换导尿管1次。

(8)采用间歇性夹管方式,训练膀胱反射功能。关闭导尿管,每4小时开放1次,使膀胱定时充盈和排空,促进膀胱功能的恢复。

(9)离床活动时,应用胶布将导尿管远端固定在大腿上,集尿袋不得超过膀胱高度,防止尿液逆流。

(10)协助患者更换体位,倾听患者主诉,并观察尿液性状、颜色和量,尿常规每周检查1次,若发现尿液浑浊、沉淀、有结晶,应做膀胱冲洗。

# 第四节 清 洁 护 理

清洁是患者的基本需求之一，是维持和获得健康的重要保证，清洁可以清除微生物及污垢，防止细菌繁殖，促进血液循环，有利于体内废物排泄，同时清洁使人感到愉快、舒适。

## 一、口腔护理

口腔护理的目的有以下几方面。

(1)保持口腔的清洁、湿润，使患者舒适，预防口腔感染等并发症。

(2)防止口臭、口垢，促进食欲，保持口腔的正常功能。

(3)观察口腔黏膜和舌苔的变化、特殊的口腔气味，可提供病情的动态信息，如肝功能不全患者，出现肝臭，常是肝昏迷的先兆。

常用的漱口液有生理盐水、朵贝尔溶液(复方硼酸溶液)、1%～3%过氧化氢溶液、2%～3%硼酸溶液、1%～4%碳酸氢钠溶液、0.02%呋喃西林溶液、0.1%醋酸溶液。

### (一)协助口腔冲洗

1.目的

协助口腔手术后使用固定器，或对有口腔病变的患者清洁口腔。

2.用物准备

治疗碗、治疗巾、弯盘、生理盐水、朵贝尔溶液、口镜、抽吸设备、压舌板、手电筒、20 mL空针及冲洗针头。

3.操作步骤

(1)洗手。

(2)准备用物携至患者床旁。

(3)向患者解释。协助患者采取半坐位式，并于胸前铺治疗巾及放置弯盘。①装生理盐水及朵贝尔溶液于溶液盘内，并接上，用20 mL注射器抽吸并连接针头。②协助医师冲洗。③冲洗毕，擦干患者嘴巴。④整理用物后洗手。⑤记录。

4.注意事项

为了避免冲洗中弄湿患者,必要时给予手电筒照光,冲洗时需特别注意齿缝、前庭外,若有舌苔,可用压舌板外包纱布予以机械性刮除,冲洗中予以持续性的低压抽吸,必要时协助更换湿衣服。

**(二)特殊口腔冲洗**

1.用物准备

(1)治疗盘:治疗碗(内盛含有漱口液的棉球12～16个,棉球湿度以不能挤出液体为宜;弯血管钳、镊子)、压舌板、弯盘、吸水管、杯子、治疗巾、手电筒,需要时备张口器。

(2)外用药:按需准备,如液状石蜡、冰硼散、西瓜霜、金霉素甘油、制霉菌素甘油等,酌情使用。

2.操作步骤

(1)将用物携至床旁,向患者解释以取得合作。

(2)协助患者侧卧,面向护士,取治疗巾,围于颌下,置弯盘于口角边。

(3)先湿润口唇、口角,观察口腔黏膜有无出血、溃疡等现象。对长期应用抗生素、激素者应注意观察有无真菌感染。有活动义齿者,应取下。一般先取上面义齿,后取下面义齿,并放置容器内,用冷开水冲洗刷净,待患者漱口后戴上或浸入清水中备用(昏迷的患者的义齿应浸于清水中保存)。浸义齿的清水应每天更换。义齿不可浸在乙醇或热水中,以免变色、变形和老化。

(4)协助患者用温开水漱口后,嘱患者咬合上下齿,用压舌板轻轻撑开一侧颊部,以弯血管钳夹有漱口液的棉球由内向门齿纵向擦洗。同法擦洗对侧。

(5)嘱患者张口,依次擦洗一侧牙齿上内侧面、上颌面、下内侧面、下颌面,再弧形擦洗一侧颊部。同法擦洗另一侧。洗舌面及硬腭部(勿触及咽部,以免引起恶心)。

(6)擦洗完毕,帮助患者用洗水管以漱口水漱口,漱口后用治疗巾拭去患者口角处水。

(7)口腔黏膜如有溃疡,酌情涂药于溃疡处。口唇干裂可涂擦液状石蜡。

(8)撤去治疗巾,清理用物,整理床单。

3.注意事项

(1)擦洗时动作要轻,特别是对凝血功能差的患者要防止碰伤黏膜及牙龈。

(2)昏迷患者禁忌漱口,需用张口器时,应从臼齿放入(牙关紧闭者不可用暴力张口),擦洗时须用血管钳夹紧棉球,每次1个,防止棉球遗留在口腔内,棉球蘸漱口水不可过湿，以防患者将溶液吸入呼吸道。

(3)传染病患者的用物按隔离消毒原则处理。

## 二、头发护理

### (一)床上梳发

1.目的

梳发、按摩头皮，可促进血液循环，除去污垢和脱落的头发、头屑，使患者清洁舒适和美观。

2.用物准备

治疗巾、梳子、30%乙醇溶液、纸袋(放脱落头发)。

3.操作步骤

(1)铺治疗巾于枕头上，协助患者把头转向一侧。

(2)将头发从中间梳向两边，左手握住一股头发，由发梢逐渐梳到发根。长发或遇有打结时，可将头发绕在示指上慢慢梳理。避免强行梳拉，造成患者疼痛。如头发纠集成团，可用30%乙醇湿润后，再小心梳理，同法梳理另一边。

(3)长发酌情编辫或扎成束，发型尽可能符合患者所好。

(4)将脱落头发置于纸袋中，撤下治疗巾。

(5)整理床单，清理用物。

### (二)床上洗发(橡胶马蹄形垫法)

1.目的

同床上梳发、预防头虱及头皮感染。

2.用物准备

治疗车上备一只橡胶马蹄形垫，治疗盘内放小橡胶单、大、中毛巾各1条，眼罩或纱布、别针、棉球两只(以不吸水棉花为宜)、纸袋、洗发液或肥皂、梳子、小镜子、护肤霜，水壶内盛40～45 ℃热水，水桶(接污水)。必要时备电吹风。

3.操作步骤

(1)备齐用物携至床旁，向患者解释，以取得合作，根据季节关窗或开窗，室温以24 ℃为宜。按需要给予便盆。移开床旁桌椅。

(2)垫小橡胶单及大毛巾于枕上，松开患者衣领向内反折，将中毛巾围于颈部，以别针固定。

(3)协助患者斜角仰卧，移枕于肩下，患者屈膝，可垫膝枕于两膝下，使患者体位安全舒适。

(4)置马蹄形垫垫于患者后颈部,使患者颈部枕于突起处,头在槽中,槽形下部接污水桶。

(5)用棉球塞两耳,用眼罩或纱布遮盖双眼或嘱患者闭上眼。

(6)洗发时先用两手掬少许水于患者头部试温,询问患者感觉,以确定水温是否合适,然后用水壶倒热水充分湿润头发,倒洗发液于手掌上,涂遍头发,用指尖揉搓头皮和头发,用力要适中,揉搓方向由发际向头顶部,使用梳子除去落发,置于纸袋中,用热水冲洗头发,直到冲净为止。观察患者的一般情况,注意保暖,洗发完毕,解下颈部毛巾,包住头发,一手托头,一手撤去橡胶马蹄垫。除去耳内棉球及眼罩,用患者自备的毛巾擦干脸部,酌情使用护肤霜。

(7)帮助患者卧于床正中,将枕、橡胶单、浴巾一起自肩下移至头部,用包头的毛巾揉搓头发,再用大毛巾擦干或电风吹干。梳理成患者习惯的发型,撤去上述用物。

(8)整理床单,清理用物。

4.注意事项

(1)要随时观察患者的病情变化,如脉搏、呼吸、血压有异常时应立即停止操作。

(2)注意室温和水温,及时擦干头发,防止患者受凉。

(3)防止水流入眼及耳内,避免沾湿衣服和床单。

(4)衰弱患者不宜洗发。

## 三、皮肤清洁与护理

### (一)床上擦浴

1.用物准备

治疗车上备:面盆两只、水桶两只(一桶盛热水,水温在 50～52 ℃,并按年龄、季节、习惯,增减水温,另一桶接污水)、治疗盘(内置小毛巾两条、大毛巾、浴皂、梳子、小剪刀、50%乙醇、爽身粉)、清洁衣裤、被服。另备便盆、便盆布和屏风。

2.操作步骤

(1)推治疗车至床边,向患者解释,以取得合作。

(2)将用物放在便于操作处,关好门窗调节室温,用屏风或拉布遮挡患者,按需给予便盆。

(3)将脸盆放于床边桌上,倒入热水 2/3 满,测试水温,根据病情放平床头及床尾支架，松开床尾盖被。

(4)将微湿小毛巾包在右手上，为患者洗脸及颈部，左手扶患者头顶部，先擦眼，然后像写“3”字样，依次擦洗一侧额部、颊部、鼻翼部、人中、耳后下颌，直至颈部。另一侧同法。用较干毛巾依次擦洗一遍，注意擦净耳郭，耳后及颈部皮肤。

(5)为患者脱下衣服，在擦洗部位下面铺上浴巾，按顺序擦洗两上肢、胸腹部。协助患者侧卧，背向护士依次擦洗后颈部、背臀部，为患者换上清洁裤子。擦洗中，根据情况更换热水，注意擦净腋窝及腹股沟等处。

(6)擦洗的方法为先用涂肥皂的小毛巾擦洗，再用湿毛巾擦去皂液。清洗毛巾后再擦洗，最后用浴巾边按摩边擦干。动作要敏捷，为取得按摩效果，可适当用力。

(7)擦洗过程中，如患者出现寒战、面色苍白等病情变化时，应立即停止擦浴，给予适当的处理，同时注意观察皮肤有无异常。擦洗毕，可在骨突处用50%乙醇做按摩，扑上爽身粉。

(8)整理床单，必要时梳发、剪指甲及更换床单。

(9)如有特殊情况，需做记录。

3.注意事项

护士操作时，要站在擦浴的一边，擦洗完一边后再转至另一边，站立时两脚要分开，重心应在身体中央或稍低处，拿水盆时，盆要靠近身边，减少体力消耗；操作时要体贴患者，保护患者自尊，动作要敏捷、轻柔，减少翻动和暴露，防止受凉。

**(二)压疮的预防及护理**

压疮是指机体局部组织由于长期受压，血液循环障碍，造成组织缺氧、缺血、营养不良而致的溃烂和坏死。导致活动受限的因素一般都会增加压疮的发生。常见的因素有压力、剪力、摩擦力、潮湿等。好发部位为枕部、耳郭、肩胛部、肘部、骶尾部、髋部、膝关节内外侧、外踝、足跟。

1.预防措施

预防压疮在于消除其发生的原因。因此，要求做到勤翻身、勤按摩、勤整理、勤更换。交班时要严格细致的交接局部皮肤情况及护理措施。

(1)避免局部长期受压：①鼓励和协助卧床患者经常更换卧位，使骨骼突出部位交替的受压，翻身间隔时间应根据病情及局部受压情况而定。一般2小时翻身1次，必要时1小时翻身1次，建立床头翻身记录卡。②保护骨隆突处和支持身体空隙处，将患者体位安置妥当后，可在身体空隙处垫软枕、海绵垫。需要时可垫海绵垫、气垫褥、水褥等，使支持体重的面积宽而均匀，作用于患者身上的正压及作用力分布在一个较大的面积上，从而降低在隆突部位皮肤上所受的压强。③对使用石膏、夹板、牵引的患者，衬垫应平整、松软适度，尤其要注意骨骼突起部位的衬垫，要仔细观察局部皮肤和肢端皮肤颜色改变的情况，认真听取患者反映，适当给予调节，如发现石膏绷带凹凸不平，应立即报告医师，及时修正。

(2)避免潮湿、摩擦及排泄物的刺激：①保持皮肤清洁干燥。大小便失禁、出汗及分泌物多的患者应及时擦干，以保护皮肤免受刺激。床铺要经常保持清洁干燥，平整无碎屑，被服污染要随时更换。不可让患者直接卧于橡胶单上。小儿要勤换尿布。②不可使用破损的便盆，以防擦伤皮肤。

(3)增进局部血液循环：对易发生压疮的患者，要常检查，用温水擦澡、擦背或用湿毛巾行局部按摩。手法按摩包括以下 2 种。①全背按摩：协助患者俯卧或侧卧，露出背部，先以热水进行擦洗，再以两手或一手沾上少许 50%乙醇按摩。按摩者斜站在患者右侧，左腿弯曲在前，右腿伸直在后，从患者骶尾部开始，沿脊柱两侧边缘向上按摩(力量要能够刺激肌肉组织)至肩部时用环状动作。按摩后，手再轻轻滑至尾骨处。此时，左腿伸直，右腿弯曲，如此有节奏按摩数次，再用拇指指腹由骶尾部开始沿脊柱按摩至第 7 颈椎。②受压处局部按摩：沾少许 50%乙醇，以手掌大、小鱼际紧贴皮肤，压力均匀向心方向按摩，由轻至重，由重至轻，每次 3～5 分钟。

电动按摩器按摩：电动按摩器是依靠电磁作用，引导治疗器头震动，以代替各种手法按摩，操作者持按摩器根据不同部位选择合适的按摩头，紧贴皮肤，进行按摩。

(4)增进营养的摄入：营养不良是导致压疮的内因之一，又可影响压疮的愈合。蛋白质是身体修补组织所必需的物质，维生素也可促进伤口愈合，因此在病情允许时可给予高蛋白、高维生素膳食，以增进机体抵抗力和组织修复能力。此外，适当补充矿物质，可促进慢性溃疡的愈合。

2.压疮的分期及护理

(1)淤血红润期：为压疮初期，局部皮肤受压或受到潮湿刺激后，开始出现红、肿、热、麻木或有触痛。此期要及时除去致病原因，加强预防措施，如增加翻身次数以及防止局部继续受压、受潮。

(2)炎性浸润期：红肿部位如果继续受压，血液循环仍得不到改善，静脉回流受阻，局部静脉淤血，受压表面呈紫红色，皮下产生硬结，表面有水疱形成，对未破小水疱要减少摩擦，防破裂感染，让其自行吸收，大水疱用无菌注射器抽出泡内液体，涂以消毒液，用无菌敷料包扎。

(3)溃疡期：静脉血液回流受到严重障碍，局部淤血致血栓形成，组织缺血缺氧。轻者，浅层组织感染，脓液流出，溃疡形成；重者，坏死组织发黑，脓性分泌物增多，有臭味，感染向周围及深部扩展，可达骨骼，甚至可引起败血症。

## 四、会阴部清洁卫生的实施

### (一)目的

保持清洁，清除异味，预防或减轻感染、增进舒适、促进伤口愈合。

### (二)用物准备

便盆、屏风、橡胶单、中单、清洁棉球、大量杯、镊子、浴巾、毛巾、水壶(内盛50～52 ℃的温水)、清洁剂或呋喃西林棉球。

### (三)操作方法

1.男性患者会阴的护理

(1)携用物至患者床旁，核对后解释。

(2)患者取仰卧位。为遮挡患者可将浴巾折成扇形盖在患者的会阴部及腿部。

(3)带上清洁手套，一手提起阴茎，一手取毛巾或用呋喃西林棉球擦洗阴茎头部、下部和阴囊。擦洗肛门时，患者可取侧卧位，护士一手将臀部分开，一手用浴巾将肛门擦洗干净。

(4)为患者穿好衣裤，根据情况更换衣、裤、床单。整理床单，患者取舒适卧位。

(5)整理用物，清洁整齐，记录。

2.女性患者会阴部护理

(1)用物至患者床旁，核对后解释。

(2)患者取仰卧位。为遮挡患者可将浴巾折成扇形盖在患者的会阴部及腿部。

(3)先将橡胶单及中单置于患者臀下，再置便盆于患者臀下。

(4)护士一手持装有温水的大量杯，一手持夹有棉球的大镊子，边冲水边用棉球擦洗。

(5)冲洗后擦干各部位。撤去便盆及橡胶单和中单。

(6)为患者穿好衣裤，根据情况更换衣、裤、床单。整理床单，患者取舒适卧位。

(7)整理用物,清洁整齐,记录。

### (四)注意事项

(1)操作前应向患者说明目的,以取得患者的合作。

(2)在执行操作的原则上,尽可能尊重患者习惯。

(3)注意遮挡患者,保护患者隐私。

(4)冲洗时从上至下。

(5)操作完毕应及时记录所观察到的情况。

# 第二章
# 消化内科护理

## 第一节　反流性食管炎

反流性食管炎(reflux esophagitis,RE)是指胃、十二指肠内容物反流入食管所引起的食管黏膜炎症、糜烂、溃疡和纤维化等病变,甚至引起咽喉、气道等食管以外的组织损害。其发病男性多于女性,男女比例为(2～3)∶1,发病率为1.92%。随着年龄的增长,食管下段括约肌收缩力的下降,胃、十二指肠内容物自发性反流,而使老年人反流性食管炎的发病率有所增加。

### 一、病因与发病机制

#### (一)抗反流屏障削弱

食管下括约肌是指食管末端3～4 cm长的环形肌束。正常人静息时压力为1.3～4.0 kPa(10～30 mmHg),为一高压带,防止胃内容物反流入食管。由于年龄的增长,机体老化导致食管下括约肌的收缩力下降引起食物反流。一过性食管下括约肌松弛也是反流性食管炎的主要发病机制。

#### (二)食管清除作用减弱

正常情况下,一旦发生食物的反流,大部分反流物通过1～2次食管自发和继发性的蠕动性收缩将食管内容物排入胃内,即容量清除,剩余的部分则由唾液缓慢地中和。老年人食管蠕动缓慢和唾液产生减少,影响了食管的清除作用。

#### (三)食管黏膜屏障作用下降

反流物进入食管后,可以凭借食管上皮表面黏液、不移动水层和表面$HCO_3^-$、复层鳞状上皮等构成上皮屏障,以及黏膜下丰富的血液供应构成的后上皮屏障,发挥其抗反流物对食管黏膜损伤的作用。随着机体老化,食管黏膜逐渐萎缩，黏膜屏障作用下降。

## 二、护理评估

### (一)健康史

询问患者的饮食结构及习惯、有无长期服用药物史。

### (二)身体评估

1.反流症状

反酸、反食、反胃(指胃内容物在无恶心和不用力的情况下涌入口腔)、嗳气等，多在餐后明显或加重，平卧或躯体前屈时易出现。

2.反流物引起的刺激症状

胸骨后或剑突下烧灼感、胸痛、吞咽困难等。常由胸骨下段向上伸延，常在餐后1小时出现，平卧、弯腰或腹压增高时可加重。反流物刺激食管痉挛导致胸痛，常发生在胸骨后或剑突下。严重时可为剧烈刺痛，可放射到后背、胸部、肩部、颈部、耳后，有的酷似心绞痛的特点。

3.其他症状

咽部不适，有异物感、棉团感或堵塞感，可能与酸反流引起食管上段括约肌压力升高有关。

4.并发症

(1)上消化道出血：因食管黏膜炎症、糜烂及溃疡可以导致上消化道出血。

(2)食管狭窄：食管炎反复发作致使纤维组织增生，最终导致瘢痕性狭窄。

(3)Barrett 食管：在食管黏膜的修复过程中，食管-贲门交界处 2 cm 以上的食管鳞状上皮被特殊的柱状上皮取代，称为 Barrett 食管。Barrett 食管发生溃疡时，又称 Barrett 溃疡。Barrett食管是食管癌的主要癌前病变，其腺癌的发生率较正常人高 30～50 倍。

### (三)辅助检查

1.内镜检查

内镜检查是反流性食管炎最准确、最可靠的诊断方法，能判断其严重程度和有无并发症，结合活检可与其他疾病相鉴别。

2. 24 小时食管 pH 监测

应用便携式 pH 记录仪在生理状态下对患者进行 24 小时食管 pH 连续监测，可提供食管是否存在过度酸反流的客观依据。在进行该项检查前 3 天，应停用抑酸药与促胃肠动力的药物。

3.食管吞钡X线检查

对不愿意接受或不能耐受内镜检查者行该检查。严重患者可发现阳性X线征。

**(四)心理-社会状况**

反流性食管炎长期持续存在,病情反复、病程迁延,因此患者会出现食欲缺乏,体重下降,导致患者心情烦躁、焦虑;合并消化道出血时会使患者紧张、恐惧。应注意评估患者的情绪状态及对本病的认知程度。

## 三、常见护理诊断及问题

**(一)疼痛**

胸痛与胃食管黏膜炎性病变有关。

**(二)营养失调**

低于机体需要量与害怕进食、消化吸收不良等有关。

**(三)有体液不足的危险**

体液不足的危险与合并消化道出血引起活动性体液丢失、呕吐及液体摄入量不足有关。

**(四)焦虑**

焦虑与病情反复、病程迁延有关。

**(五)知识缺乏**

缺乏对反流性食管炎病因和预防知识的了解。

## 四、诊断要点与治疗原则

**(一)诊断要点**

临床上有明显的反流症状;内镜下有反流性食管炎的表现,食管过度酸反流的客观依据即可做出诊断。

**(二)治疗原则**

以药物治疗为主,对药物治疗无效或发生并发症者可做手术治疗。

1.药物治疗

目前多主张采用递减法,即开始使用质子泵抑制剂加促胃肠动力药,迅速控制症状，待症状控制后再减量维持。

(1)促胃肠动力药：目前主要常用的药物是西沙必利。常用量为每次 5～15 mg，每天 3～4 次，疗程8～12周。

(2)抑酸药。① $H_2$ 受体拮抗剂($H_2RA$)：西咪替丁 400 mg、雷尼替丁 150 mg、法莫替丁20 mg，每天2 次，疗程 8～12 周；②质子泵抑制剂(PPI)：奥美拉唑 20 mg、兰索拉唑 30 mg、泮托拉唑 40 mg、雷贝拉唑 10 mg 和埃索美拉唑 20 mg，每天 1 次，疗程 4～8 周；③抗酸药：仅用于症状轻、间歇发作的患者作为临时缓解症状用。反流性食管炎有并发症或停药后很快复发者，需要长期维持治疗。$H_2RA$、西沙必利、PPI 均可用于维持治疗，其中以 PPI 效果最好。维持治疗的剂量因患者而异，以调整至患者无症状的最低剂量为合适剂量。

2.手术治疗

手术为不同术式的胃底折叠术。手术指征为：①严格内科治疗无效。②虽经内科治疗有效，但患者不能忍受长期服药。③经反复扩张治疗后仍反复发作的食管狭窄。④确证由反流性食管炎引起的严重呼吸道疾病。

3.并发症的治疗

(1)食管狭窄：大部分狭窄可行内镜下食管扩张术治疗。扩张后予以长程 PPI 维持治疗可防止狭窄复发。少数严重瘢痕性狭窄需行手术切除。

(2)Barrett 食管：药物治疗是预防 Barrett 食管发生和发展的重要措施，必须使用 PPI 治疗及长期维持。

## 五、护理措施

### (一)一般护理

为减少平卧时及夜间反流可将床头抬高 15～20 cm。避免睡前 2 小时内进食，白天进餐后亦不宜立即卧床。应避免食用使食管下括约肌压力降低的食物和药物，如高脂肪、巧克力、咖啡、浓茶及硝酸甘油、钙通道阻滞剂等。应戒烟及禁酒。减少一切影响腹压增高的因素，如肥胖、便秘、紧束腰带等。

### (二)用药护理

遵医嘱给予药物治疗，注意观察药物的疗效及不良反应。

1.$H_2$ 受体拮抗剂

药物应在餐中或餐后即刻服用，若需同时服用抗酸药，则两药应间隔 1 小时以上。若静脉给药应注意控制速度，过快可引起低血压和心律失常。西咪替丁对雄性激素受体有亲和力，可导致男性乳腺发育、勃起功能障碍以及性功能紊乱，应做好解释工作。该药物主要通过肾排泄，用药期间应监测肾功能。

2.质子泵抑制剂

奥美拉唑可引起头晕，应嘱患者用药期间避免开车或做其他必须高度集中注意力的工作。兰索拉唑的不良反应包括荨麻疹、皮疹、瘙痒、头痛、口苦、肝功能异常等，轻度不良反应不影响继续用药，较严重时应及时停药。泮托拉唑的不良反应较少，偶可引起头痛和腹泻。

3.抗酸药

该药在饭后1小时和睡前服用。服用片剂时应嚼服，乳剂给药前应充分摇匀。

抗酸剂应避免与奶制品、酸性饮料及食物同时服用。

#### (三)饮食护理

(1)指导患者有规律地定时进餐，饮食不宜过饱，选择营养丰富、易消化的食物。避免摄入过咸、过甜、过辣的刺激性食物。

(2)制订饮食计划：与患者共同制订饮食计划，指导患者及家属改进烹饪技巧，增加食物的色、香、味，刺激患者食欲。

(3)观察并记录患者每天进餐次数、量、种类，以了解其摄入营养素的情况。

### 六、健康指导

#### (一)疾病知识的指导

向患者及家属介绍本病的有关病因，避免诱发因素。保持良好的心理状态，平时生活要有规律，合理安排工作和休息时间，注意劳逸结合，积极配合治疗。

#### (二)饮食指导

指导患者加强饮食卫生和饮食营养，养成有规律的饮食习惯；避免过冷、过热、辛辣等刺激性食物及浓茶、咖啡等饮料；嗜酒者应戒酒。

#### (三)用药指导

根据病因及病情进行指导，嘱患者长期维持治疗，介绍药物的不良反应，如有异常及时复诊。

## 第二节 慢性胃炎

慢性胃炎是指由多种原因引起的胃黏膜慢性炎症。其发病率在各种胃病中居首位,男性多于女性,各个年龄段均可发病,且随年龄增长发病率逐渐增高。慢性胃炎的分类方法很多,2000年全国慢性胃炎研讨会共识意见中采纳了国际上新悉尼系统的分类方法,将慢性胃炎分为浅表性(又称非萎缩性)、萎缩性和特殊类型三大类。慢性浅表性胃炎是指不伴有胃黏膜萎缩性改变的慢性炎症,幽门螺杆菌感染是其主要病因;慢性萎缩性胃炎是指胃黏膜已经发生了萎缩性改变,常伴有肠上皮化生,又分为多灶萎缩性胃炎和自身免疫性胃炎两大类;特殊类型胃炎种类很多,临床上较少见。

### 一、病因及诊断检查

#### (一)致病因素

1.幽门螺杆菌感染

幽门螺杆菌感染是慢性浅表性胃炎最主要的病因。幽门螺杆菌具有鞭毛,其分泌的黏液素可直接侵袭胃黏膜,释放的尿素酶可分解尿素产生 $NH_3$ 中和胃酸,使幽门螺杆菌在胃黏膜定居和繁殖,同时可损伤上皮细胞膜;幽门螺杆菌产生的细胞毒素还可引起炎症反应和菌体壁诱导自身免疫反应的发生,导致胃黏膜慢性炎症。

2.饮食因素

高盐饮食,长期饮烈酒、浓茶、咖啡,摄取过热、过冷、过于粗糙的食物等,均易引起慢性胃炎。

3.自身免疫

患者血液中存在自身抗体,如抗壁细胞抗体和抗内因子抗体,可使壁细胞数目减少,胃酸分泌减少或缺失,还可使维生素 $B_{12}$ 吸收障碍导致恶性贫血。

4.其他因素

各种原因引起的十二指肠液反流入胃,削弱或破坏胃黏膜的屏障功能;老年胃黏膜退行性病变;胃黏膜营养因子缺乏,如促胃液素(胃泌素)缺乏;服用非甾体抗炎药等,均可引起慢性胃炎。

### (二)身体状况

慢性胃炎起病缓慢,病程迁延,常反复发作,缺乏特异性症状。由幽门螺杆菌感染引起的慢性胃炎患者多数无症状;部分患者有上腹不适、腹部隐痛、腹胀、食欲缺乏、恶心和呕吐等消化不良的表现;少数患者可有少量上消化道出血;自身免疫性胃炎患者可出现明显厌食、体重减轻和贫血。体格检查可有上腹部轻压痛。

### (三)心理-社会状况

病情反复、病程迁延不愈可使患者出现烦躁、焦虑等不良情绪。

### (四)实验室及其他检查

1.胃镜及活组织检查

胃镜及活组织检查是诊断慢性胃炎最可靠的方法。慢性浅表性胃炎可见红斑(点、片状或条状)、黏膜粗糙不平、出血点或出血斑;慢性萎缩性胃炎可见黏膜呈颗粒状、黏膜血管显露、色泽灰暗、皱襞细小。

2.幽门螺杆菌检测

可通过侵入性(如快速尿素酶试验、组织学检查和幽门螺杆菌培养等)和非侵入性(如$^{13}C$或$^{14}C$尿素呼气试验、粪便幽门螺杆菌抗原检测和血清学检查等)方法检测幽门螺杆菌。

3.胃液分析

自身免疫性胃炎时,胃酸缺乏;多灶萎缩性胃炎时,胃酸分泌正常或偏低。

4.血清学检查

自身免疫性胃炎时,血清抗壁细胞抗体和抗内因子抗体可呈阳性,血清胃泌素水平明显升高;多灶萎缩性胃炎时,血清胃泌素水平正常或偏低。

## 二、护理诊断及医护合作性问题

### (一)疼痛

腹痛与胃黏膜炎性病变有关。

### (二)营养失调

营养失调与厌食、消化吸收不良等有关。

### (三)焦虑

焦虑与病情反复、病程迁延有关。

### (四)潜在并发症

癌变。

### (五)知识缺乏

缺乏对慢性胃炎病因和预防知识的了解。

## 三、治疗及护理措施

### (一)治疗要点

治疗原则是积极祛除病因,根除幽门螺杆菌感染,对症处理,防治癌前病变。

1.病因治疗

根除幽门螺杆菌感染:目前多采用的治疗方案是以胶体铋剂或质子泵抑制药为基础加上2种抗生素的三联治疗方案。如常用奥美拉唑或枸橼酸铋钾,与阿莫西林及甲硝唑或克拉霉素3种药物联用,2周为1个疗程。治疗失败后再治疗比较困难,可换用2种抗生素,或采用胶体铋剂和质子泵抑制药合用的四联疗法。

其他病因治疗:因非甾体抗炎药引起者,应立即停药并给予制酸药或硫糖铝;因十二指肠液反流引起者,应用硫糖铝或氢氧化铝凝胶吸附胆汁;因胃动力学改变引起者,应给予多潘立酮或莫沙必利等。

2.对症处理

有胃酸缺乏和贫血者,可用胃蛋白酶合剂等以助消化;对于上腹胀满者,可选用胃动力药、理气类中药;有恶性贫血时可肌内注射维生素 $B_{12}$。

3.胃黏膜异型增生的治疗

异型增生是癌前病变,应定期随访,给予高度重视。对不典型增生者可给予维生素C、维生素E,β-胡萝卜素、叶酸和微量元素硒预防胃癌的发生;对已经明确的重度异型增生可手术治疗,目前多采用内镜下胃黏膜切除术。

### (二)护理措施

1.病情观察

主要观察有无上腹不适、腹胀、食欲缺乏等消化不良的表现;观察腹痛的部位、性质,呕吐物与大便的颜色、量及性状;评估实验室及胃镜检查结果。

2.饮食护理

(1)营养状况评估:观察并记录患者每天进餐次数、量和品种,以了解机体的营养摄入状况。定期监测体重,监测血红蛋白浓度、血清蛋白等有关营养指标的变化。

(2)制订饮食计划:①与患者及其家属共同制订饮食计划,以营养丰富、易消化、少刺激为原则。②胃酸低者可适当食用刺激胃酸分泌或酸性的食物,如浓肉汤、鸡汤、山楂、食醋等;胃酸高者应指导患者避免食用酸性和多脂肪食物,可进食牛奶、菜泥、面包等。③鼓励患者养成良好的饮食习惯,进食应规律,少食多餐,细嚼慢咽。④避免摄入过冷、过热、过咸、过甜、辛辣和粗糙的食物,戒除烟酒。⑤提供舒适的进餐环境,改进烹饪技巧,保持口腔清洁卫生,以促进患者的食欲。

3.药物治疗的护理

(1)严格遵医嘱用药,注意观察药物的疗效及不良反应。

(2)枸橼酸铋钾:宜在餐前半小时服用,因其在酸性环境中方起作用;服药时要用吸管直接吸入,防止将牙齿、舌染黑;部分患者服药后出现便秘或黑粪,少数患者有恶心、一过性血清转氨酶升高,停药后可自行消失,极少数患者可能出现急性肾衰竭。

(3)抗菌药物:服用阿莫西林前应详细询问患者有无青霉素过敏史,用药过程中要注意观察有无变态反应的发生;服用甲硝唑可引起恶心、呕吐等胃肠道反应及口腔金属味、舌炎、排尿困难等不良反应,宜在餐后半小时服用。

(4)多潘立酮及西沙必利:应在餐前服用,不宜与阿托品等解痉药合用。

4.心理护理

护理人员应主动安慰、关心患者,向患者说明不良情绪会诱发和加重病情,经过正规的治疗和护理慢性胃炎可以康复。

5.健康指导

向患者及家属介绍本病的有关知识、预防措施等;指导患者避免诱发因素,保持愉快的心情,生活规律,养成良好的饮食习惯,戒除烟酒;向患者介绍服用药物后可能出现的不良反应,指导患者按医嘱坚持用药,定期复查,如有异常及时复诊。

## 第三节　消化性溃疡

消化性溃疡是一种常见的胃肠道疾病,简称溃疡病,通常指发生在胃或十二指肠球部的溃疡,并分别称为胃溃疡或十二指肠溃疡。事实上,本病可以发生在与酸性胃液相接触的其他胃肠道部位，包括食管下端、胃肠吻合术后的吻合口及其附近的肠襻，以及含有异位胃黏膜的Meckel 憩室。

消化性溃疡是一组常见病、多发病，人群中患病率高达 5%～10%，严重危害人们的健康。本病可见于任何年龄，以 20～50 岁之间为多，占 80%，10 岁以下或 60 岁以上者较少。胃溃疡(GU)常见于中年和老年人，男性多于女性，二者之比约为 3∶1。十二指肠球部溃疡(DU)多于胃溃疡，患病率是胃溃疡的 5 倍。

## 一、病因及发病机制

消化性溃疡病因和发病机制尚不十分明确，学说甚多，归纳起来有 3 个方面：损害因素的作用，即化学性、药物性等因素的直接破坏作用；保护因素的减弱；易感及诱发因素(遗传、性激素、工作负荷等)。目前认为胃溃疡多以保护因素减弱为主，而十二指肠球部溃疡则以损害因素的作用为主。

### (一)损害因素作用

#### 1.胃酸及胃蛋白酶分泌异常

31%～46%的 DU 患者胃酸分泌率高于正常高限(正常男 11.6～60.6 mmol/h，女 8.0～40.1 mmol/h)。因胃蛋白酶原随胃酸分泌，故患者中胃蛋白酶原分泌增加的百分比大致与胃酸分泌增加的百分比相同。

多数 GU 患者酸分泌率正常或低于正常，仅少数患者(如卓-艾综合征)酸分泌率高于正常。虽然如此，并不能排除胃酸及胃蛋白酶是某些 GU 的病因。通常认为在胃酸分泌高的溃疡患者中，胃酸和胃蛋白酶是导致发病的重要因素。

基础胃酸分泌增加可由下列因素所致：①胃泌素分泌增加(卓-艾综合征等)。②乙酰胆碱刺激增加(迷走神经功能亢进)。③组织胺刺激增加(系统性肥大细胞病或嗜碱性粒细胞白血病)。

#### 2.药物性因素

阿司匹林、糖皮质激素、非甾体抗炎药等可直接破坏胃黏膜屏障，被认为与消化性溃疡的发病有关。

#### 3.胆汁及胰液反流

胆酸、溶血卵磷脂及胰酶是引起一些消化性溃疡的致病因素，尤其见于某些 GU。这些 GU 患者幽门括约肌功能不全，胆汁和/或胰酶反流入胃造成胃炎，继发 GU。

胆汁及胰液损伤胃黏膜的机制可能是改变覆盖上皮细胞表面的黏液，损伤胃黏膜屏障，使黏膜更易受胃酸和胃蛋白酶的损害。

### (二)保护因素减弱

1.黏膜防护异常

胃黏膜屏障由黏膜上皮细胞顶端的一层脂蛋白膜所组成,使黏膜免受胃内容损伤或在损伤后迅速地修复。黏液的分泌减少或结构异常均能使凝胶层黏液抵抗力减弱。胃黏膜血流减少导致细胞损伤与溃疡。胃黏膜缺血是严重内、外科疾病患者发生急性胃黏膜损伤的直接原因。胃小弯处易发溃疡可能与其侧枝血管较少有关。黏膜碳酸氢盐和前列腺素分泌减少亦可使黏膜防御功能降低。

2.胃肠道激素

胃肠道黏膜与胰腺的内分泌细胞分泌多种肽类和胺类胃肠道激素(胰泌素、胆囊收缩素、血管活性肠肽、高血糖素、肠抑胃肽、生长抑素、前列腺素等)。它们具有一定生理作用,主要参与食物消化过程,调节胃酸/胃蛋白酶分泌,并能营养和保护胃肠黏膜,一旦这些激素分泌和调节失衡,即易产生溃疡。

### (三)易感及诱发因素

1.遗传倾向

消化性溃疡有相当高的家族发病率。曾有报告20%～50%的患者有家族史,而一般人群的发病率仅为5%～10%。许多临床调查研究表明,DU患者的血型以“O”型多见,消化性溃疡伴并发症者也以“O”型多见,这与50%DU患者和40%GU患者不分泌ABH血型物质有关。DU与GU的遗传易感基因不同。提示GU与DU是两种不同的疾病。GU患者的子女患GU风险为一般人群的3倍,而DU患者的子女的风险则并不比一般人群高。曾有报道62%的儿童DU患者有家族史。消化性溃疡的遗传因素还直接表现为某些少见的遗传综合征。

2.性腺激素因素

国内报道消化性溃疡的男女性别比(3.9～8.5)∶1,这种差异被认为与性激素作用有关。女性激素对消化道黏膜具有保护作用。生育期妇女罹患消化性溃疡明显少于绝经期后妇女,妊娠期妇女的发病率亦明显低于非妊娠期。现认为女性性腺激素,特别是孕酮,能阻止溃疡病的发生。

3.心理-社会因素

研究认为,消化性溃疡属于心理生理疾患的范畴,特别是DU与心理-社会因素的关系尤为密切。与溃疡病的发生有关的心理-社会因素主要有以下几方面。

(1)长期的精神紧张:不良的工作环境和劳动条件,长期的脑力活动造成的精神疲劳，加之睡眠不足，缺乏应有的休息和调节导致精神过度紧张。

(2)强烈的精神刺激：重大的生活事件，生活情景的突然改变，社会环境的变迁，如丧偶、离婚、自然灾害、战争动乱等造成的心理应激。

(3)不良的情绪反应：指不协调的人际关系，工作生活中的挫折，无所依靠而产生的心理上的"失落感"和愤怒、抑郁、忧虑、沮丧等不良情绪。消化系统是情绪反应的敏感器官系统，所以这些心理-社会因素就会在其他一些内外致病因素的综合作用下，促使溃疡病的发生。

4.个性和行为方式

个性特点和行为方式与本病的发生也有一定关系，它既可作为本病的发病基础，又可改变疾病的过程，影响疾病的转归。溃疡病患者的个性和行为方式有以下几个特点。

(1)竞争性强，雄心勃勃。有的人在事业上虽取得了一定成就，但其精神生活往往过于紧张，即使在休息时，也不能取得良好的精神松弛。

(2)独立和依赖之间的矛盾，生活中希望独立，但行动上又不愿吃苦，因循守旧、被动、顺从、缺乏创造性、依赖性强，因而引起心理冲突。

(3)情绪不稳定，遇到刺激，内心情感反应强烈，易产生挫折感。

(4)惯于自我克制。情绪虽易波动，但往往喜怒不形于色，即使在愤怒时，也常常是"怒而不发"，情绪反应被阻抑，导致更为强烈的自主神经系统功能紊乱。

(5)其他，性格内向、孤僻、过分关注自己、不好交往、自负、焦虑、易抑郁、事无巨细、刻求井井有条等。

5.吸烟

吸烟与溃疡发病是否有关，尚不明确。但流行病学研究发现溃疡患者中吸烟比例较对照组高；吸烟量与溃疡病流行率呈正相关；吸烟者死于溃疡病者比不吸烟者多；吸烟者的 DU 较不吸烟者难愈合；吸烟者的 DU 复发率比不吸烟者高。吸烟与 GU 的发病关系则不清楚。

6.乙醇及咖啡饮料

两者都能刺激胃酸分泌，但缺乏引起胃十二指肠溃疡的确定依据。

## 二、症状和体征

### (一)疼痛

溃疡疼痛的确切机制尚不明确。较早曾提出胃酸刺激是溃疡疼痛的直接原因。因溃疡疼痛发生于进餐后一段时期，此时胃内胃酸浓度达到最高水平。然而，以酸灌注溃疡病患者却不能诱发疼痛；“酸理论”亦不能解释十二指肠溃疡疼痛。由于溃疡痛与胃内压力的升高同步，故胃壁肌紧张度增高与十二指肠球部痉挛均被认为是溃疡痛的原因。溃疡周围水肿与炎症区域的肌痉挛，或溃疡基底部与胃酸接触可引起持续烧灼样痛。给溃疡病患者服用安慰剂，发现其具有与抗酸剂同样的缓解疼痛疗效，进食在有些患者反而会加重疼痛，因此溃疡疼痛的另一种机制可能与胃、十二指肠运动功能异常有关。

1.疼痛的性质与强度

溃疡痛常为绞痛、针刺样痛、烧灼样痛和钻痛，也可仅为烧灼样感或类似饥饿性胃收缩感以至难与饥饿感相区别。疼痛的程度因人而异，多数呈钝痛，可忍受，无须立即停止工作。老年人感觉迟钝，疼痛往往较轻。少数则剧痛，需使用止痛剂才可缓解。约10%的患者在病程中不觉疼痛，直至出现并发症时才被诊断，故被称为无痛性溃疡。

2.疼痛的部位和放射

无并发症的GU的疼痛部位常在剑突下或上腹中线偏左；DU多在剑突下偏右，范围较局限。疼痛常不放射。一旦发生穿透性溃疡或溃疡穿孔，则疼痛向背部、腹部其他部位，甚至肩部放射。有报道在一些吸烟的溃疡病患者，疼痛可向左下胸放射，类似心绞痛，称为胃心综合征。患者戒烟和溃疡治愈后，左下胸痛即消失。

3.疼痛的节律性

消化性溃疡病中一项最特别的表现是疼痛的出现与消失呈节律性，这与胃的充盈和排空有关。疼痛常与进食有明显关系。GU疼痛多在餐后0.5～2小时出现，至下餐前消失，即有“进食→疼痛→舒适”的规律。DU疼痛多在餐后3～4小时出现，进食后可缓解，即有“进食→舒适→疼痛”的规律。疼痛还可出现在晚间睡前或半夜痛醒，称为夜间痛。

4.疼痛的周期性

消化性溃疡的疼痛发作可延续数天或数周后自行缓解，称为溃疡痛小周期。每逢深秋至冬春季节交替时疼痛发作，构成溃疡痛的大周期。溃疡病病程的周期性原因不明，可能与机体全身反应，特别是神经系统兴奋性的改变有关，也与气候变化和饮食失调有关。一般饮食不当，情绪波动，气候突变等可加重疼痛；进食、饮牛奶、休息、局部热敷、服制酸药物可缓解疼痛。

### (二)胃肠道症状

1.恶心、呕吐

溃疡病的呕吐为胃性呕吐，属反射性呕吐。呕吐前常有恶心且与进食有关。但恶心与呕吐并非单纯性胃十二指肠溃疡的症状。消化性溃疡患者发生呕吐很可能伴有胃潴留或与幽门附近溃疡刺激有关。刺激性呕吐于进食后迅速发生，患者在呕吐大量胃内容物后感觉轻松。幽门梗阻胃潴留所致呕吐很可能发生于清晨，呕吐物中含有隔宿的食物，并带有酸馊气味。

2.嗳气与胃灼热

(1)嗳气可见于溃疡病患者，此症状无特殊意义。多见于年轻的DU患者，可伴有幽门痉挛。

(2)胃灼热(亦称烧心)是位于心窝部或剑突后的发热感，见于60%～80%溃疡病患者，患者多有高酸分泌。可在消化性溃疡发病之前多年发生。胃灼热与溃疡痛相似，有在饥饿时与夜间发生的特点，且同样具有节律性与周期性。胃灼热发病机制仍有争论，目前多认为是由于反流的酸性胃内容物刺激下段食管的黏膜引起。

3.其他消化系统症状

消化性溃疡患者食欲一般无明显改变，少数有食欲亢进。由于疼痛常与进食有关，往往不敢多食。有些患者因长期疼痛或并发慢性胃十二指肠炎，胃分泌与运动功能减退，导致食欲减退，这较多见于慢性GU。有些DU患者有周期性唾液分泌增多，可能与迷走神经功能亢进有关。

痉挛性便秘是消化性溃疡常见症状之一，但其原因与溃疡病无关，而与迷走神经功能亢进，严重偏食使纤维食物摄取过少以及药物(铝盐、铋盐、钙盐、抗胆碱能药)的不良反应有关。

### (三)全身性症状

除胃肠道症状外，患者可有自主神经功能紊乱的症状，如缓脉、多汗等。久病更易出现焦虑、抑郁和失眠等精神症状。疼痛剧烈影响进食者可有消瘦及贫血。

## 三、并发症

约1/3的消化性溃疡患者病程中出现出血、穿孔或梗阻等并发症。

### (一)出血

出血是消化性溃疡最常见的并发症，见于15%～20%的DU和10%～15%

GU 患者。它标志着溃疡病变处于高度活动期。发生出血的危险率与病期长短无关，1/4～1/3 患者发生出血时无溃疡病史。出血多见于寒冷季节。

出血是溃疡腐蚀血管所致。急性出血最常见现象为黑便和呕血。仅 50～75 mL 的少量出血即可表现为黑便。GU 者大量出血时有呕血伴黑便。DU 则多为黑便，量多时反流入胃亦可表现为呕血。如大量血流快速通过胃肠道，粪色则为暗红或酱色。大量出血导致急性循环血量下降，出现体位性心动过速、血压脉压减小和直立性低血压，严重者发生休克。

**（二）穿孔**

溃疡严重，穿破浆膜层可致：十二指肠内容物经过溃疡穿孔进入腹膜腔即游离穿孔；溃疡侵蚀穿透胃、十二指肠壁，但被胰、肝、脾等实质器官所封闭而不形成游离穿孔；溃疡扩展至空腔脏器如胆总管、胰管、胆囊或肠腔形成瘘管。

6%～11%的 DU 和 2%～5%的 GU 患者发生游离穿孔，甚至以游离穿孔为起病方式。老年男性及服用非甾体抗炎药者较易发生游离穿孔。十二指肠前壁溃疡容易穿孔，偶有十二指肠后壁溃疡穿孔至小网膜囊引起背痛而非弥漫性腹膜炎症。GU 穿孔多位于小弯处。

游离穿孔的特点为突然出现、发展很快，有持续的剧烈疼痛。痛始于上腹部，很快发展为全腹痛，活动可加剧，患者多取仰卧不动的体位。腹部触诊压痛明显，腹肌广泛板样强直。由于体液向腹膜腔内渗出，常有血压降低、心率加快、血液浓缩及白细胞增高，而少有发热。16%患者血清淀粉酶轻度升高。75%患者的直立位胸腹部 X 线可见游离气体。经鼻胃管注入 400～500 mL空气或碘造影剂后摄片，更易发现穿孔。

有时，游离穿孔的临床表现可不典型：如穿孔很快闭合，腹腔细菌污染很轻，临床症状可很快自动改善；老年或有神经精神障碍者，腹痛及腹部体征不明显，仅表现为原因不明的休克；体液缓慢渗漏入腹膜腔而集积于右结肠旁沟，临床表现似急性阑尾炎。

溃疡穿孔至胰腺者通常有难治性溃疡疼痛。十二指肠后壁穿透者血清淀粉酶及脂酶水平可升高。偶尔，穿孔可引起瘘管，如十二指肠穿孔至胆总管瘘管，胃溃疡穿通至结肠或十二指肠瘘管。

穿孔死亡率为 5%～15%，而靠近贲门的高位胃溃疡的死亡率更高。

**（三）幽门梗阻**

约 5%DU 和幽门溃疡患者出现幽门梗阻。梗阻由水肿、平滑肌痉挛、纤维化或诸种因素合并所致，梗阻多为溃疡病后期表现。消化性溃疡并发梗阻的死亡率为7%～26%。

由于梗阻使胃排空延缓，患者常出现恶心、呕吐、上腹部饱满、胀气、食欲减退、早饱、畏食和体重明显下降。上腹痛经呕吐后可暂时缓解。呕吐多在进食后1小时或更长时间后出现，吐出量大，为不含胆汁的未消化食物，此种症状可持续数周至数月。体格检查可见血容量不足征象（低血压、心动过速、皮肤黏膜干燥），上腹部蠕动波及胃部振水音。

实验室检查常有血液浓缩、肾前性氮质血症等血容量不足征象及呕吐引起的低钾低氯代谢性碱中毒。若体重丧失明显，可出现低蛋白血症。

#### （四）癌变

少数GU发生癌变，发生率不详。凡45岁以上患者，内科积极治疗无效者以及营养状态差、贫血、粪便隐血试验持续阳性者均应做钡餐、纤维胃镜检查及活组织病理检查，以尽早发现癌变。

### 四、检查

#### （一）血清胃泌素含量

放免法检测胃泌素可检出卓-艾综合征及其他高胃酸分泌性消化性溃疡。未服过大剂量的抗酸剂、$H_2$受体拮抗剂或质子泵抑制剂等药者，如空腹血清胃泌素水平＞200 pg/mL，应测定胃酸分泌量，以明确是否由于恶性贫血、萎缩性胃炎、胃癌或迷走神经切除等因素胃泌素反馈性增高。血清胃泌素含量及基础酸排量均增加仅见于少数疾病。测定静脉注射胰泌素后的血清胃泌素浓度，有助于确诊诊断不明的卓-艾综合征。

#### （二）胃酸分泌试验方法

胃酸分泌试验方法是在透视下将胃管置入胃内，管端位于胃窦，以吸引器吸取胃液，测定每次吸取的胃液量及酸浓度。健康人胃酸分泌量见表2-1。GU的酸排量与正常人相似，而DU则空腹和夜间均维持较高水平。胃酸分泌幅度在正常人和消化性溃疡患者之间重叠，GU与DU之间亦有重叠，故胃酸分泌检查对溃疡病的定性诊断意义不大。对缺乏胃酸的溃疡病，应疑有癌变；胃酸很高，基础酸排量和最高酸排量明显增高，则提示胃泌素瘤可能。

#### （三）X线钡餐检查

X线钡餐检查是确定诊断的有效方法，尤其对临床表现不典型者。消化性溃疡在X线征象上出现形态和功能的改变,即直接征象与间接征象。由钡剂充填溃疡形成龛影为直接征象,是最可靠的诊断依据。溃疡病周围组织的炎性病变与局部痉挛产生钡餐检查时的局部压痛或激惹现象及溃疡愈合形成瘢痕收缩使局部变形均属于间接征象。

表2-1 健康男女性正常胃酸分泌的高限及低限值

| | 基础(mmol/h) | 最高(mmol/h) | 最大(mmol/h) | 基础/最大(mmol/h) |
|---|---|---|---|---|
| 男性(N=172)高限值 | 10.5 | 60.6 | 47.7 | 0.31 |
| 男性(N=172)低限值 | 0 | 11.6 | 9.3 | 0 |
| 女性(N=76)高限值 | 5.6 | 40.1 | 31.2 | 0.29 |
| 女性(N=76)低限值 | 0 | 8.0 | 5.6 | 0 |

### (四)纤维胃镜检查

胃镜检查对消化性溃疡的诊断和鉴别诊断有很大价值。该检查可以发现X线所难以发现的浅小溃疡,确切地判断溃疡的部位、数目、大小、深浅、形态及病期(活动期、愈合期、瘢痕期),对随访溃疡的过程和判定治疗的效果有价值。胃镜检查还可在直视下作胃黏膜活组织检查等,故对溃疡良性、恶性的鉴别价值较大。

### (五)粪便隐血试验

溃疡活动期,溃疡面有微量出血,粪隐血试验大都阳性,治疗1～2周后多转为阴性。如持续阳性,则疑有癌变。

### (六)幽门螺杆菌(HP)感染检查

近来HP在消化性溃疡发病中的重要作用备受重视。我国人群中HP感染率为40%～60%。HP在GU和DU中的检出率更是分别高达70%～80%和90%～100%。诊断HP方法有多种:①直接从活检胃黏膜中细菌培养、组织涂片或切片染色查HP。②用尿素酶试验、$^{14}$C尿素呼吸试验、胃液尿素氮检测等方法测定胃内尿素酶活性。③血清学查抗HP抗体。④聚合酶链式反应技术查HP。

## 五、护理

### (一)护理观察

1.腹痛

观察腹痛的部位、性质、强度,有无放射痛,与进食、服药的关系,腹痛有无周期性。

2.呕吐

观察呕吐物性质、气味、量、颜色、呕吐次数及与进食关系,注意有无因呕吐而致脱水和低钾、低钠血症以及低氯性碱中毒。

3.呕血和黑粪

观察呕血、便血的量、次数和性质。注意出血前有无恶心、呕吐、上腹不适、血中是否混有食物，以便与咯血相区别。半数以上溃疡出血者有 38.5 ℃以下的低热，持续时间与出血时间一致，可作为出血活动的一个标志，故应每天多次测体温。

4.穿孔

由于老年人常有其他慢性病，穿孔时腹痛、腹肌紧张不明显，可无显著压痛和反跳痛，常易误诊，死亡率高，应予密切观察生命体征和腹部情况。

5.幽门梗阻观察以下情况可了解胃潴留程度

餐后 4 小时后胃液量(正常＜300 mL)，禁食 12 小时后胃液量(正常＜200 mL)，空腹胃注入 750 mL 生理盐水 30 分钟后胃液量(正常＜400 mL)。

6.其他

注意观察有无影响溃疡愈合的焦虑和忧郁、饮食不节、熬夜、过度劳累、服药不正规，服用阿司匹林和肾上腺皮质激素、吸烟等。

**(二)常规护理**

1.休息

消化性溃疡属于典型的心身疾病，心理-社会因素对发病起着重要作用。因此，规律的生活和劳逸结合的工作安排，无论在本病的发作期或缓解期都十分重要。休息是消化性溃疡基本和重要的护理。休息包括精神休息和躯体休息。病情轻者可边工作边治疗，较重者应卧床数天至 2 周，继之休息 1～2 月。平卧休息时胆汁反流明显减少，对胃溃疡患者有利。另外应保证充足的睡眠，服用适量镇静剂。

2.戒烟、酒及其他嗜好

吸烟者，消化性溃疡的发病率较不吸烟者多。吸烟可使溃疡恶化或延迟溃疡愈合。吸烟会削弱十二指肠液中和胃酸的能力，还能引起十二指肠液反流入胃。患者戒烟后溃疡症状明显改善。有研究认为就 DU 患者而言，戒烟比服西咪替丁更重要。

乙醇能损坏胃黏膜屏障引起胃炎而加重症状，延迟愈合。此外，还能减弱胰泌素对胰外分泌腺分泌水和碳酸氢根的作用，降低了胰液中和胃酸的能力。临床观察也显示消化性溃疡患者停止饮酒后症状减轻，故应劝患者戒酒。

咖啡等物质能刺激胃酸与胃蛋白酶分泌，还可使胃黏膜充血，加剧溃疡病症状。故应不饮或少饮咖啡、可口可乐、茶、啤酒等。

3.饮食

饮食护理是消化性溃疡病治疗的重要组成部分。饮食护理的目的是减轻机械性和化学性刺激、缓解和减轻疼痛。合理营养有利改善营养状况、纠正贫血，促进溃疡愈合，避免发生并发症。

### (三)饮食护理原则

1.宜少量多餐，定时，定量进餐

每天5～7餐，每餐量不宜过饱，约为正常量的2/3。因少量多餐可中和胃酸，减少胃酸对溃疡面的刺激，又可供给足够营养。少量多餐在急性消化性溃疡时更为适宜。

2.宜选食营养价值高、质软而易于消化的食物

如牛奶、鸡蛋、豆浆、鱼、嫩的瘦猪肉等食物，经加工烹调变得细软易消化，对胃肠无刺激。同时注意补充足够的热量及蛋白质和维生素。

3.蛋白质、脂肪、碳水化合物的供给要求

蛋白质按每天每千克体重1～1.5 g供给；脂肪按每天70～90 g供给，选择易消化吸收的乳融状脂肪(如奶油、牛奶、蛋黄、黄油、奶酪等)，也可用适量的植物油，碳水化合物按每天300～350 g供给。选择易消化的糖类如粥、面条、馄饨等，但蔗糖不宜供给过多，否则可使胃酸增加，且易胀气。

4.避免化学性和机械性刺激的食物

化学刺激性的食物有咖啡、浓茶、可可、巧克力等这些食物可刺激胃酸分泌增加；机械性刺激的食物有油炸猪排、花生米、粗粮、芹菜、韭菜、黄豆芽等，这些食物可刺激胃黏膜表面血管和溃疡面。总之溃疡病患者不宜吃过咸、过甜、过酸、过鲜、过冷、过热及过硬的食物。

5.食物烹调必须切碎制烂

可选用蒸、煮、氽、烧、烩、焖等的烹调方法。不宜采用爆炒、滑溜、干炸、油炸、生拌、烟熏、腌腊等烹调方法。

6.必须预防便秘

溃疡病饮食中含粗纤维少，食物细软，易引起便秘，宜经常吃些润肠通便的食物如果子冻、果汁、菜汁等，可预防便秘。

溃疡病急性发作或出血刚停止后，进流质饮食，每天6～7餐。无消化道出血且疼痛较轻者宜进厚流质或少渣半流，每天6餐。病情稳定、自觉症状明显减轻或基本消失者，每天6餐细软半流质。基本愈合者每天3餐普食加2餐点心，不宜进食油煎、炸和粗纤维多的食物。

出现呕血、幽门梗阻严重或急性穿孔均应禁食。

### (四)心理护理

在治疗护理过程中应注重教育，应把防病治病的基本知识介绍给患者，如让患

者注意避免精神紧张和不良情绪的刺激，注意精神卫生，注意锻炼身体、增强体质、培养良好的生活习惯，生活有规律，注意劳逸结合，节制烟酒，慎用对胃黏膜有损害的药物等，使患者了解本病的规律性，治疗原则和方法，从而坚定战胜疾病的信心，自觉配合治疗和护理。在心理护理过程中，护士应当了解患者在疾病的不同时期所出现的心理反应，如否认、焦虑、抑郁、孤独感、依赖心理等心理反应，护理上重点要给患者以心理支持，特别帮助他们克服紧张、焦虑、抑郁等常见的心理问题，帮助他们进行认识重建，即认识个人、认识社会，调整和处理好人与人、个人与社会之间的关系，重新找到自己新的起点，减少疾病造成的痛苦和不安。心理护理中，护士应当实施针对性、个性化的心理护理。如对那些具有明显心理素质上弱点的患者，有易暴怒、抑郁、孤僻及多疑倾向者应及早通过心理指导加强其个性的培养，对那些有明显行为问题者，如酗酒、吸烟、多食、缺少运动及A型行为等，应用心理学技术指导其进行矫正；对那些工作和生活环境里存在明显应激源的人，应及时帮助其进行适当的调整，减少不必要的心理刺激。

**(五)药物治疗护理**

1.制酸剂

胃酸、胃蛋白酶对消化性溃疡的发病有重要作用。制酸药能中和胃酸从而缓解疼痛并降低胃蛋白酶的活性。常用的制酸药分可溶性和不溶性两种。可溶性抗酸药主要为碳酸氢钠，该药止痛效果快，但自肠道吸收迅速，大量及长期应用可引起钠潴留和代谢性碱中毒，且与胃酸相遇可产生$CO_2$，引起腹胀和继发胃酸增高，故不宜单独使用，而应小剂量与其他抗酸药混合服用。不溶性抗酸药有氢氧化铝、碳酸铝、氧化铝、三硅酸镁等，作用缓慢而持久，肠道不吸收，可单独或联合用药。各种抗酸剂均有其特点，临床上常联合应用，以提高疗效，减少不良反应。抗酸药对缓解溃疡疼痛十分有效，是否能促进溃疡愈合，尚无肯定结论。

使用抗酸药应注意：①在饭后1～2小时服，可延长中和作用时间，而不可在餐前或就餐时服药。睡前加服1次，可中和夜间所分泌的大量酸。②片剂嚼碎后服用效果较好，因药物颗粒愈小溶解愈快，中和酸的作用愈大，因此凝胶或溶液的效果最好，粉剂次之，片剂较差。③抗酸药除可引起便秘、腹泻外，尚可引起一些其他不良反应，特别是当患者有肾功能不全或心力衰竭时，如碳酸氢钠可造成钠潴留和碱中毒；碳酸钙剂量过大时，高血钙可刺激G细胞分泌大量胃泌素，引起胃酸分泌反跳而加重上腹痛；长期大量服用氢氧化铝后，因铝结合饮食中的磷，使肠道对磷的吸收减少，严重缺磷可引起食欲缺乏、软弱无力等，甚至导致软骨病或骨质疏松。

2.抗胆碱能药

这类药物可抑制迷走神经功能，因而具有减少胃酸分泌、解除平滑肌和血管痉挛、改善局部营养和延缓胃排空等作用,后者有利于延长抗酸药和食物对胃酸的中和,达到止痛目的。但其延缓胃排空引起胃窦部潴留,可促使胃酸分泌所以认为不宜用于胃溃疡。抗胆碱能药服后2小时出现最大药理作用,故常于餐后6小时及睡前服用。抗胆碱能药物最大缺点是不但能抑制胃酸分泌,也抑制乙酰胆碱在全身的生理作用,故有口干、视力模糊、心动过速、汗闭、便秘和尿潴留等不良反应,故溃疡出血、幽门梗阻、反流性食管炎、青光眼、前列腺肥大等患者均不宜使用。常用的药物有普鲁苯辛、甲溴阿托品、贝那替秦、山莨菪碱、阿托品等。

3.$H_2$受体阻滞剂

组织胺通过两种受体而产生效应,其中与胃酸分泌有关的是$H_2$受体。阻滞$H_2$受体能抑制胃酸的分泌。代表药是西咪替丁,它对胃酸的分泌具有强大抑制作用。口服后很快被小肠所吸收,在1～2小时内血液浓度达高峰,可完全抑制由饮食或胃泌素所引起的胃酸分泌达6～7小时。该药常于进餐时与食物同服。年龄大,伴有肾功能和其他疾病者易发生不良反应。常见的不良反应有头痛、腹泻、嗜睡、疲劳、肌痛、便秘等。其他常用的药物还有雷尼替丁、法莫替丁等。西咪替丁会影响华法林、茶碱或苯妥英的药物代谢,与抗酸剂合用时,间隔时间不小于2小时。

4.丙谷胺及其他减少胃酸分泌药

丙谷胺的分子结构与胃泌素的末端相似,能抑制基础酸排量和最大酸排量,竞争性抑制胃泌素受体,并对胃黏膜有保护和促进愈合作用,其抑酸和缓解症状的作用较西咪替丁弱。该药常于饭前15分钟服,无明显不良反应。哌仑西平能选择性拮抗乙酰胆碱的促胃分泌效应而不拮抗其他效应,很少有不良反应,宜餐前90分钟服用。甲氧氯普胺为胃运动促进剂,能增强胃窦蠕动加速胃排空,减少食糜等对胃窦部的刺激而使胃酸分泌减少,还可减少胆汁反流,减轻胆汁对胃黏膜的损害。一般用药后60～90分钟可达作用高峰,故宜在餐前30分钟服用,严重的不良反应为锥体外系反应。

5.细胞保护剂

临床常用的细胞保护剂有多种。甘珀酸能加强胃黏液分泌,强固胃黏膜屏障,促进胃黏膜再生。但具有醛固酮样效应,可引起高血压、水肿、低血钾和水、钠潴留等不良反应,故高血压、心脏病、肾脏病和肝脏病患者慎用。服药的最佳时间为餐前15～30分钟和睡前服。胶态次枸橼酸铋,在酸性胃液中与溃疡坏死组织螯合,形成保护性铋蛋白凝固物,使溃疡面与胃酸、胃蛋白酶隔离。宜在餐前1小时和睡前服。严重肾功能不全者忌用,少数人服药后便秘、转氨酶升高。硫糖铝可与胃蛋白酶直接络合或结合,使酶失去活性而发挥作用,宜餐前30分钟及睡前服,偶见口干、便秘、恶心等不良反应。米索前列醇(喜克溃)抑制胃酸分泌,保护黏膜屏障,主要用于非甾体抗炎药合用者，最常见不良反应是腹泻和腹痛，孕妇忌用。

6.质子泵抑制剂

奥美拉唑（洛赛克）直接抑制质子泵，有强烈的抑酸能力，疗效明显起效快，不良反应少而轻，无严重不良反应。

### （六）急性大量出血的护理

1.急诊处理

首先按医嘱插入鼻胃管，建立静脉通道，输液开始宜快，可选用等渗盐水、林格液、右旋糖酐或其他血浆代用品，一般不用高渗溶液。观察意识、血压、脉搏、体温、面色、鼻胃管引出胃液量和颜色、皮肤（干、湿、温度）、肠鸣、上腹压痛、出入量。

2.重症监护

急诊处理后，患者应予重症监护。除密切观察生命体征和出血情况外，应抽血查血红蛋白、血球压积（出血 4～6 小时后才开始变化）、血型和交叉反应、凝血酶原时间、部分凝血酶原时间或激活部分凝血酶原时间、血钠（开始代偿性升高，补液后降低）、血钾（大量呕吐后降低。多次输液后可增高）、尿素氮（急性出血后 24～48 小时内升高，一般丢失 1 000 mL 血，尿素氮升高为正常值的 2～5 倍）、肌酐（肾灌注不足致肌酐升高）。向患者介绍为了确诊可能需做的钡餐、纤维胃镜、胃液分析等检查的过程，使患者受检时更好地合作。告知患者检查时体位、术前服镇静药可能会产生昏睡感，喉部喷局麻药会引起不适。及时了解胃镜检查结果，如无严重再出血应拔除鼻胃管以减少机械刺激。在恶心反射出现前，仍予禁食。

3.再出血

首先观察鼻胃管引出血量、颜色、患者生命体征。再次确定鼻胃管位置是否正确、引流瓶处于低位持续吸引、压力为 10.7 kPa（80 mmHg）。如明确再次出血，安慰患者不必紧张，使患者相信医护人员是可以很好地处理再次出血。

4.胃管灌注

为使血管收缩，减少黏膜血流量，达到一过性止血效果，常经胃管灌注冰生理盐水或冷开水。灌注时抬高头位 30°～45°，关闭吸引管。灌注时应加快滴注速度，观察血压、体温、脉搏、寒战。发生寒战可多盖被，给患者解释不必紧张。注意寒战易诱发心律失常。灌注后注意有无输液过多的症状（呼吸困难）和体征（脉搏快，颈静脉怒张，肺部捻发音）。

### （七）急性穿孔的护理

任何消化性溃疡均可发生穿孔，穿孔前常无明显诱因，有些可能由服肾上腺皮质激素、阿司匹林、饮酒和过度劳累诱发。上腹部难以忍受的剧痛及恶心呕吐，常是穿孔引起腹膜炎的症状。患者两腿卷曲，腹肌强直伴反跳痛，甚至出现面色苍白、出冷汗、脉搏细速、血压下降、休克。一般在穿孔后6小时内及时治疗，疗效较佳，若不及时抢救可危及生命。一经确诊，患者就应绝对卧床休息，禁食并留置胃管抽吸胃内容物进行胃肠减压。补液、应用抗生素控制腹腔感染。密切观察生命体征，及时发现和纠正休克，迅速做好各种术前准备。

**（八）幽门梗阻的护理**

功能性或器质性幽门梗阻的早期处理基本相同，包括：①纠正体液和电解质紊乱，严格正确记录每天出入量，抽血测定血清钾、钠、氯及血气分析，了解电解质及酸碱失衡情况，及时补充液体和电解质。②幽门梗阻者每天清晨和睡前用3%盐水或苏打水洗胃，保留1小时后排出。必要时行胃肠减压，连续72小时吸引胃内容物，可解除胃扩张和恢复胃张力，抽出胃液也可减轻溃疡周围的炎症和水肿。若对梗阻的性质不明，应作上消化道内镜或钡餐检查，同时也可估计治疗效果。病情好转给流质饮食，每晚餐后4小时洗胃1次，测胃内潴留量，准确记录颜色、气味、性质。临床操作过程中常遇胃管不畅的情况，通常原因是胃管扭曲在口腔或咽部；胃管置入深度不够；胃管置入过深至幽门部或十二指肠内；胃管侧孔紧贴胃壁；食物残渣或凝血块阻塞。有报道胃肠减压过程中发生少见的并发症，如下胃管困难致环杓关节脱位，减压器故障大量气体入胃致腹膜炎，蛔虫堵塞致无效减压，胃管结扎致拔管困难等。③能进流质时，同时服用抗酸剂、西咪替丁等药物治疗。禁用抗胆碱能药物。

对并发症观察经处理后病情是否好转，若未见改善，做好手术准备，考虑外科手术。

第三章

# 呼吸内科护理

## 第一节　急性呼吸道感染

急性呼吸道感染通常包括急性上呼吸道感染和急性气管-支气管炎。急性上呼吸道感染是鼻腔、咽或喉部急性炎症的总称。常见病原体为病毒,仅有少数由细菌引起。本病全年皆可发病,但冬春季节多发,具有一定的传染性,有时引起严重的并发症,应积极防治。急性气管-支气管炎是指感染、物理、化学、过敏等因素引起的气管-支气管黏膜的急性炎症。可由急性上呼吸道感染蔓延而来。多见于寒冷季节或气候多变时。或气候突变时多发。

### 一、护理评估

#### (一)病因及发病机制

1.急性上呼吸道感染

急性上呼吸道感染有70%～80%由病毒引起。其中主要包括流感病毒、副流感病毒、呼吸道合胞病毒、腺病毒、鼻病毒等。由于感染病毒类型较多,又无交叉免疫,人体产生的免疫力较弱且短暂,同时在健康人群中有病毒携带者,故一个人可有多次发病。细菌感染占20%～30%,可直接或继病毒感染之后发生,以溶血性链球菌最为多见,其次为流感嗜血杆菌、肺炎球菌和葡萄球菌等。偶见革兰氏阴性杆菌。当全身或呼吸道局部防御功能降低时,尤其是年老体弱或有慢性呼吸道疾病者更易患病,原先存在于上呼吸道或外界侵入的病毒和细菌迅速繁殖,引起本病。通过含有病毒的飞沫或被污染的用具传播,引起发病。

2.急性气管-支气管炎

(1)感染:由病毒、细菌直接感染,或急性上呼吸道病毒(如腺病毒、流感病毒)、细菌(如流感嗜血杆菌、肺炎链球菌)感染迁延而来,也可在病毒感染后继发细菌感染。亦可为衣原体和支原体感染。

(2)物理、化学性因素:过冷空气、粉尘、刺激性气体或烟雾的吸入使气管-支气管黏膜受到急性刺激和损伤,引起本病。

(3)变态反应:花粉、有机粉尘、真菌孢子等的吸入以及对细菌蛋白质过敏等,均可引起气管-支气管的变态反应。寄生虫(如钩虫、蛔虫的幼虫)移行至肺,也可致病。

**(二)健康史**

有无受凉、淋雨、过度疲劳等使机体抵抗力降低等情况,应注意询问本次起病情况,既往健康情况,有无呼吸道慢性疾病史等。

**(三)身体状况**

1.急性上呼吸道感染

急性上呼吸道感染主要症状和体征个体差异大,根据病因不同可有不同类型,各型症状、体征之间无明显界定,也可互相转化。

(1)普通感冒:又称急性鼻炎或上呼吸道卡他,以鼻咽部卡他症状为主要表现,俗称“伤风”。成人多为鼻病毒所致,起病较急,初期有咽干、咽痒或咽痛,同时或数小时后有打喷嚏、鼻塞、流清水样鼻涕,2～3 天后分泌物变稠,伴咽鼓管炎可引起听力减退,伴流泪、味觉迟钝、声嘶、少量咳嗽、低热不适、轻度畏寒和头痛。检查可见鼻腔黏膜充血、水肿、有分泌物,咽部轻度充血。如无并发症,一般经 5～7 天痊愈。

流行性感冒(简称流感)则由流感病毒引起,起病急,鼻咽部症状较轻,但全身症状较重,伴高热、全身酸痛和眼结膜炎症状。而且常有较大或大范围的流行。

流行性感冒应及早应用抗流感病毒药物:起病 1～2 天内应用抗流感病毒药物治疗,才能取得最佳疗效。目前抗流感病毒药物包括离子通道 $M_2$ 阻滞剂和神经氨酸酶抑制剂两类。离子通道 $M_2$ 阻滞剂:包括金刚烷胺和金刚乙胺,主要对甲型流感病毒有效。金刚烷胺类药物是治疗甲型流感的首选药物,有效率达 70％～90％。金刚烷胺的不良反应有神经质、焦虑、注意力不集中和轻微头痛等中枢神经系统不良反应,一般在用药后几小时出现,金刚乙胺的毒副反应较小。胃肠道反应主要为恶心和呕吐,停药后可迅速消失。肾功能不全的患者需要调整金刚烷胺的剂量,对于老年人或肾功能不全者需要密切监测不良反应。神经氨酸酶抑制剂:奥司他韦(商品名达菲),作用机制是通过干扰病毒神经氨酸酶保守的唾液酸结合位点,从而抑制病毒的复制,对A(包括H5N1)和B不同亚型流感病毒均有效。奥司他韦成人每次口服75 mg,每天2次,连服5天,但须在症状出现2天内开始用药。奥司他韦不良反应少,一般为恶心、呕吐等消化道症状,也有腹痛、头痛、头晕、失眠、咳嗽、乏力等不良反应的报道。

(2)病毒性咽炎和喉炎:临床特征为咽部发痒、不适和灼热感、声嘶、讲话困难、咳嗽、咳嗽时咽喉疼痛,无痰或痰呈黏液性,有发热和乏力,伴有咽下疼痛时,常提示有链球菌感染,体检发现咽部明显充血和水肿、局部淋巴结肿大且触痛,提示流感病毒和腺病毒感染,腺病毒咽炎可伴有眼结膜炎。

(3)疱疹性咽峡炎:主要由柯萨奇病毒A引起,夏季好发。有明显咽痛、常伴有发热,病程约1周。体检可见咽充血,软腭、腭垂、咽和扁桃体表面有灰白色疱疹及浅表溃疡,周围有红晕。多见儿童,偶见于成人。

(4)咽结膜热:常为柯萨奇病毒、腺病毒等引起。夏季好发,游泳传播为主,儿童多见。表现为发热、咽痛、畏光、流泪、咽及结膜明显充血。病程4～6天。

(5)细菌性咽-扁桃体炎多由溶血性链球菌感染所致,其次为流感嗜血杆菌、肺炎球菌、葡萄球菌等引起。起病急,咽痛明显、伴畏寒、发热,体温超过39 ℃。检查可见咽部明显充血,扁桃体充血肿大,其表面有黄色点状渗出物,颌下淋巴结肿大伴压痛,肺部无异常体征。

本病如不及时治疗可并发急性鼻窦炎、中耳炎、急性气管-支气管炎。部分患者可继发病毒性心肌炎、肾炎、风湿热等。

2.急性气管-支气管炎

急性气管-支气管炎起病较急,常先有急性上呼吸道感染的症状,继之出现干咳或少量黏液性痰,随后可转为黏液脓性或脓性痰液,痰量增多,咳嗽加剧,偶可痰中带血。全身症状一般较轻,可有发热,38 ℃左右,多于3～5天后消退。咳嗽、咳痰为最常见的症状,常为阵发性咳嗽,咳嗽、咳痰可延续2～3周才消失,如迁延不愈,则可演变为慢性支气管炎。呼吸音常正常或增粗,两肺可听到散在干、湿性啰音。

**(四)实验室及其他检查**

1.血常规

病毒感染者白细胞正常或偏低,淋巴细胞比例升高;细菌感染者白细胞计数和中性粒细胞增高,可有核左移现象。

2.病原学检查

可做病毒分离和病毒抗原的血清学检查,确定病毒类型,以区别病毒和细菌感染。细菌培养及药物敏感试验,可判断细菌类型,并可指导临床用药。

3.X 线检查

胸部 X 线多无异常改变。

## 二、主要护理诊断及医护合作性问题

### (一)舒适的改变

鼻塞、流涕、咽痛、头痛与病毒和/或细菌感染有关。

### (二)潜在并发症

鼻窦炎、中耳炎、心肌炎、肾炎、风湿性关节炎。

## 三、护理目标

患者躯体不适缓解,日常生活不受影响;体温恢复正常;呼吸道通畅;睡眠改善;无并发症发生或并发症被及时控制。

## 四、护理措施

### (一)一般护理

注意隔离患者,减少探视,避免交叉感染。患者咳嗽或打喷嚏时应避免对着他人。患者使用的餐具、痰盂等用具应按规定消毒,或用一次性器具,回收后焚烧弃去。多饮水,补充足够的热量,给予清淡易消化、高热量、丰富维生素、富含营养的食物。避免刺激性食物,戒烟、酒。患者以休息为主,特别是在发热期间。部分患者往往因剧烈咳嗽而影响正常的睡眠,可给患者提供容易入睡的休息环境,保持病室适宜温度、湿度和空气流通。保证周围环境安静,关闭门窗。指导患者运用促进睡眠的方式,如睡前泡脚、听音乐等。必要时可遵医嘱给予镇咳、祛痰或镇静药物。

### (二)病情观察

关注疾病流行情况、鼻咽部发生的症状、体征及血常规和 X 线胸片改变。注意并发症,如耳痛、耳鸣、听力减退、外耳道流脓等提示中耳炎;如头痛剧烈、发热、伴脓涕、鼻窦有压痛等提示鼻窦炎;如在恢复期出现胸闷、心悸、眼睑水肿、腰酸和关节痛等提示心肌炎、肾炎或风湿性关节炎,应及时就诊。

### (三)对症护理

1.高热护理

体温超过 37.5 ℃,应每 4 小时测体温 1 次,观察体温过高的早期症状和体征,体温突然升高或骤降时,应随时测量和记录,并及时报告医师。体温>39 ℃时,要采取物理降温。降温效果不好可遵照医嘱选用适当的解热剂进行降温。患者出汗后应及时处理,保持皮肤的清洁和干燥,并注意保暖。鼓励多饮水。

2.保持呼吸道通畅

清除气管、支气管内分泌物,减少痰液在气管、支气管内的聚积。指导患者采取舒适的体位进行有效咳嗽。观察咳痰情况,如痰液较多且黏稠,可嘱患者多饮水,或遵照医嘱给予雾化吸入治疗,以湿润气道、利于痰液排出。

### (四)用药护理

1.对症治疗

选用抗感冒复合剂或中成药减轻发热、头痛,减少鼻、咽充血和分泌物,如对乙酰氨基酚(扑热息痛)、银翘解毒片等。干咳者可选用右美沙芬、喷托维林(咳必清)等;咳嗽有痰可选用复方氯化铵合剂、溴己新(必嗽平),或雾化祛痰。咽痛者可含服喉片或草珊瑚片等。气喘者可用平喘药,如特布他林、氨茶碱等。

2.抗病毒药物

早期应用抗病毒药有一定疗效,可选用利巴韦林、奥司他韦、金刚烷胺、吗啉胍和抗病毒中成药等。

3.抗菌药物

如有细菌感染,最好根据药物敏感试验选择有效抗菌药物治疗,常可选用大环内酯类、青霉素类、氟喹诺酮类及头孢菌素类。

根据医嘱选用药物,告知患者药物的作用、可能发生的不良反应和服药的注意事项,如按时服药;应用抗生素者,注意观察有无迟发变态反应发生;对于应用解热镇痛药者注意避免大量出汗引起虚脱等。发现异常及时就诊等。

### (五)心理护理

急性呼吸道感染预后良好,多数患者于 1 周内康复,仅少数患者可因咳嗽迁延不愈而发展为慢性支气管炎,患者一般无明显心理负担。但如果咳嗽较剧烈,加之伴有发热,可能会影响患者的休息、睡眠,进而影响工作和学习,个别患者产生急于缓解咳嗽等症状的焦虑情绪。护理人员应与患者进行耐心、细致的沟通,通过对病情的客观评价,解除患者的心理顾虑,建立治疗疾病的信心。

(六)健康指导

1.疾病知识指导

帮助患者和家属掌握急性呼吸道感染的诱发因素及本病的相关知识,避免受凉、过度疲劳,注意保暖;外出时可戴口罩,避免寒冷空气对气管、支气管的刺激。积极预防和治疗上呼吸道感染,症状改变或加重时应及时就诊。

2.生活指导

平时应加强耐寒锻炼,增强体质,提高机体免疫力。有规律生活,避免过度劳累。室内空气保持新鲜、阳光充足。少去人群密集的公共场所。戒烟、酒。

五、护理评价

患者舒适度改善;睡眠质量提高;未发生并发症或发生后被及时控制。

## 第二节　慢性支气管炎

慢性支气管炎是由于感染或非感染因素引起气管、支气管黏膜及其周围组织的慢性非特异性炎症。临床以咳嗽、咳痰或伴有喘息反复发作为特征,每年持续 3 个月以上,且连续 2 年以上。

一、病因和发病机制

慢性支气管炎的病因极为复杂,迄今尚有许多因素还不够明确,往往是多种因素长期相互作用的综合结果。

(一)感染

病毒、支原体和细菌感染是本病急性发作的主要原因。病毒感染以流感病毒、鼻病毒、腺病毒和呼吸道合胞病毒常见;细菌感染以肺炎链球菌、流感嗜血杆菌和卡他莫拉菌及葡萄球菌常见。

(二)大气污染

化学气体如氯气、二氧化氮、二氧化硫等刺激性烟雾,空气中的粉尘等均可刺激支气管黏膜,使呼吸道清除功能受损,为细菌入侵创造条件。

(三)吸烟

吸烟为本病发病的主要因素。吸烟时间的长短与吸烟量决定发病率的高低，吸烟者的患病率较不吸烟者高 2～8 倍。

### （四）过敏因素

喘息型支气管患者，多有过敏史。患者痰中嗜酸性粒细胞和组胺的含量及血中 IgE 明显高于正常。此类患者实际上应属慢性支气管炎合并哮喘。

### （五）其他因素

气候变化，特别是寒冷空气对慢支的病情加重有密切关系。自主神经功能失调，副交感神经功能亢进，老年人肾上腺皮质功能减退，慢性支气管炎的发病率增加。维生素 C 缺乏，维生素 A 缺乏，易患慢性支气管炎。

## 二、临床表现

### （一）症状

患者常在寒冷季节发病，出现咳嗽、咳痰，尤以晨起显著，白天多于夜间。病毒感染痰液为白色黏液泡沫状，继发细菌感染，痰液转为黄色或黄绿色黏液脓性，偶可带血。慢性支气管炎反复发作后，支气管黏膜的迷走神经感受器反应性增高，副交感神经功能亢进，可出现过敏现象而发生喘息。

### （二）体征

早期多无体征。急性发作期可有肺底部闻及干、湿性啰音。喘息型支气管炎在咳嗽或深吸气后可闻及哮鸣音，发作时，有广泛哮鸣音。

### （三）并发症

（1）阻塞性肺气肿：为慢性支气管炎最常见的并发症。

（2）支气管肺炎：慢性支气管炎蔓延至支气管周围肺组织中，患者表现寒战、发热、咳嗽加剧、痰量增多且呈脓性；白细胞总数及中性粒细胞增多；X 线胸片显示双下肺野有斑点状或小片阴影。

（3）支气管扩张症。

## 三、诊断

### （一）辅助检查

1.血常规

白细胞总数及中性粒细胞数可升高。

2.胸部 X 线

单纯型慢性支气管炎，X 线片检查阴性或仅见双下肺纹理增多、增粗、模糊，呈条索状或网状。继发感染时为支气管周围炎症改变，表现为不规则斑点状阴影，重叠于肺纹理之上。

3.肺功能检查

早期病变多在小气道，常规肺功能检查多无异常。

**(二)诊断要点**

凡咳嗽、咳痰或伴有喘息，每年发作持续3个月，连续2年或2年以上者，并排除其他心、肺疾患（如肺结核、肺尘埃沉着病、支气管哮喘、支气管扩张症、肺癌、肺脓肿、心脏病、心功能不全等）、慢性鼻咽疾患后，即可诊断。如每年发病不足3个月，但有明确的客观检查依据（如胸部X线片、肺功能等）亦可诊断。

**(三)鉴别诊断**

1.支气管扩张

多于儿童或青年期发病，常继发于麻疹、肺炎或百日咳后，并有咳嗽、咳痰反复发作的病史，合并感染时痰量增多，并呈脓性或伴有发热，病程中常反复咯血。在肺下部周围可闻及不易消散的湿性啰音。晚期重症患者可出现杵状指（趾）。胸部X线上可见双肺下野纹理粗乱或呈卷发状。薄层高分辨CT（HRCT）检查有助于确诊。

2.肺结核

活动性肺结核患者多有午后低热、消瘦、乏力、盗汗等中毒症状。咳嗽痰量不多，常有咯血。老年肺结核的中毒症状多不明显，常被慢性支气管炎的症状所掩盖而误诊。胸部X线上可发现结核病灶，部分患者痰结核菌检查可获阳性。

3.支气管哮喘

支气管哮喘常为特质性患者或有过敏性疾病家族史，多于幼年发病。一般无慢性咳嗽、咳痰史。哮喘多突然发作，且有季节性，血和痰中嗜酸性粒细胞常增多，治疗后可迅速缓解。发作时双肺布满哮鸣音，呼气延长，缓解后可消失，且无症状，但气道反应性仍增高。慢性支气管炎合并哮喘的患者，病史中咳嗽、咳痰多发生在喘息之前，迁延不愈较长时间后伴有喘息，且咳嗽、咳痰的症状多较喘息更为突出，平喘药物疗效不如哮喘等可资鉴别。

4.肺癌

肺癌多发生于40岁以上男性，并有多年吸烟史的患者，刺激性咳嗽常伴痰中带血和胸痛。胸部X线检查肺部常有块影或反复发作的阻塞性肺炎。痰脱落细胞及支气管镜等检查，可明确诊断。

5.慢性肺间质纤维化

慢性咳嗽，咳少量黏液性非脓性痰，进行性呼吸困难，双肺底可闻及爆裂音（Velcro 啰音），严重者发绀并有杵状指。X 线胸片见中下肺野及肺周边部纹理增多紊乱呈网状结构，其间见弥漫性细小斑点阴影。肺功能检查呈限制性通气功能障碍，弥散功能减低，$PaO_2$ 下降。肺活检是确诊的手段。

## 四、治疗

### （一）急性发作期及慢性迁延期的治疗

以控制感染、祛痰、镇咳为主，同时解痉平喘。

1.抗感染药物

及时、有效、足量，感染控制后及时停用，以免产生细菌耐药或二重感染。一般患者可按常见致病菌用药。可选用青霉素 G 80 万 U 肌内注射；复方磺胺甲噁唑(SMZ)，每次 2 片，2 次/天；阿莫西林 2～4 g/d，3～4 次口服；氨苄西林 2～4 g/d，分 4 次口服；头孢氨苄 2～4 g/d 或头孢拉定1～2 g/d，分 4 次口服；头孢呋辛 2 g/d 或头孢克洛 0.5～1 g/d，分 2～3 次口服。亦可选择新一代大环内酯类抗生素，如罗红霉素，0.3 g/d，2 次口服。抗菌治疗疗程一般 7～10 天，反复感染病例可适当延长。严重感染时，可选用氨苄西林、环丙沙星、氧氟沙星、阿米卡星、奈替米星或头孢菌素类联合静脉滴注给药。

2.祛痰镇咳药

刺激性干咳者不宜单用镇咳药物，否则痰液不易咳出。可给盐酸溴环己胺醇 30 mg 或羧甲基半胱氨酸 500 mg，3 次/天口服。乙酰半胱氨酸（富露施）及氯化铵甘草合剂均有一定的疗效。α-糜蛋白酶雾化吸入亦有消炎祛痰的作用。

3.解痉平喘

解痉平喘主要为解除支气管痉挛，利于痰液排出。常用药物为氨茶碱 0.1～0.2 g，8 次/小时口服；丙卡特罗50 mg，2 次/天；特布他林 2.5 mg，2～3 次/天。慢性支气管炎有可逆性气道阻塞者应常规应用支气管舒张剂，如异丙托溴铵（异丙阿托品）气雾剂、特布他林等吸入治疗。阵发性咳嗽常伴不同程度的支气管痉挛，应用支气管扩张药后可改善症状，并有利于痰液的排出。

### （二）缓解期的治疗

应以增强体质，提高机体抗病能力和预防发作为主。

### (三)中药治疗

采取扶正固本原则,按肺、脾、肾的虚实辨证施治。

## 五、护理措施

### (一)常规护理

1.环境

保持室内空气新鲜,流通,安静,舒适,温湿度适宜。

2.休息

急性发作期应卧床休息,取半卧位。

3.给氧

持续低流量吸氧。

4.饮食

给予高热量、高蛋白、高维生素易消化饮食。

### (二)专科护理

(1)解除气道阻塞,改善肺泡通气。及时清除痰液,神志清醒患者应鼓励咳嗽,痰稠不易咯出时,给予雾化吸入或雾化泵药物喷入,减少局部淤血水肿,以利痰液排出。危重体弱患者,定时更换体位,叩击背部,使痰易于咯出,餐前应给予胸部叩击或胸壁震荡。方法:患者取侧卧位,护士两手手指并拢,手背隆起,指关节微屈,自肺底由下向上,由外向内叩拍胸壁,震动气管,边拍边鼓励患者咳嗽,以促进痰液的排出,每侧肺叶叩击 3～5 分钟。对神志不清者,可进行机械吸痰,需注意无菌操作,抽吸压力要适当,动作轻柔,每次抽吸时间不超过 15 秒,以免加重缺氧。

(2)合理用氧减轻呼吸困难。根据缺氧和二氧化碳潴留的程度不同,合理用氧,一般给予低流量、低浓度、持续吸氧,如病情需要提高氧浓度,应辅以呼吸兴奋剂刺激通气或使用呼吸机改善通气,吸氧后如呼吸困难缓解、呼吸频率减慢、节律正常、血压上升、心率减慢、心律正常、发绀减轻、皮肤转暖、神志转清、尿量增加等,表示氧疗有效。若呼吸过缓,意识障碍加深,需考虑二氧化碳潴留加重,必要时采取增加通气量措施。

# 第三节 肺血栓栓塞症

## 一、病因与发病机制

肺血栓栓塞症(PTE)的血栓由来源于上、下腔静脉径路或右心腔,其中大部分来源于下肢深静脉。近年来,由于颈内和锁骨下静脉留置导管和静脉内化疗的增加,使来源于上腔静脉径路的血栓较以前有所增多。

### (一)危险因素

(1)任何可以导致静脉血液淤滞、静脉系统内皮损伤和血液高凝状态的因素都可使 DVT 和 PTE 发生的危险性增加。原发性危险因素由遗传变异引起;继发性危险因素是指后天获得的易发生 DVT 和 PTE 的多种病理和病理生理改变。

(2)年龄可作为独立的危险因素,随着年龄的增长,DVT 和 PTE 的发病率逐渐增加。

### (二)发病机制

外周静脉血栓形成后,如果血栓脱落,即可随静脉血流移行至肺动脉内,形成 PTE。急性肺栓塞发生后,血栓机械性堵塞肺动脉及由此引发的神经、体液因素的作用,可导致呼吸和循环功能的改变,如出现低氧血症、代偿性过度通气(低碳酸血症)或相对性低肺泡通气等。

## 二、临床表现

### (一)症状

1.呼吸困难

不明原因的呼吸困难和气促,活动后明显,为 PTE 最常见的症状。

2.其他表现

胸痛、突发的一过性晕厥、咳嗽、咯血,也可有心悸、腹痛、烦躁不安、惊恐甚至濒死感。

### (二)体征

患者可有发热以及呼吸系统和循环系统相关体征。

### (三)深静脉血栓形成的表现

若存在 DVT,则主要表现为患肢肿胀、周径增粗、疼痛或压痛、皮肤色素沉着,行走后患肢易疲劳或肿胀加重,但约半数以上的下肢 DVT 患者无自觉症状和明显体征。

### (四)临床分型

可按发病缓急分为急性肺血栓栓塞症和慢性肺血栓栓塞症,急性肺血栓栓塞症主要表现为循环系统功能衰竭,慢性肺血栓栓塞症主要表现为肺动脉高压相关临床表现。

## 三、辅助检查

### (一)实验室检查

若血浆 *D*-二聚体低于 500 μg/L,对 PTE 有重要的鉴别诊断价值。动脉血气分析表现为低氧血症、低碳酸血症。

### (二)影像学检查

首选多排 CT 肺血管造影,造影剂过敏者可选用放射性核素肺通气/灌注扫描、磁共振成像(MRI)。X 线胸片、超声心动图、下肢血管超声等检查也有辅助作用。不明原因的 PTE 患者,应进行隐源性肿瘤筛查。

## 四、治疗要点

急症给予对症处理、呼吸循环支持治疗,如无禁忌证给予抗凝治疗,大面积 PTE 病例给予溶栓治疗。常用抗凝药物为肝素和华法林;常用的溶栓药物有尿激酶(UK)、链激酶(SK)、重组组织型纤溶酶原激活剂(rt-PA)等。还可使用肺动脉血栓摘除术、肺动脉导管碎解和抽吸血栓、放置腔静脉滤器等。

## 五、护理措施

### (一)一般护理

(1)肺血栓栓塞症急性期应绝对卧床休息,一般卧床时间应在充分抗凝的前提下卧床 2～3 周;无明显症状且生活能自理者也应卧床。

(2)床上活动时避免突然坐起,并注意不要过度屈曲下肢。

(3)严禁挤压、按摩患肢,防止血栓脱落,造成再次栓塞。

### (二)饮食护理

低脂、清淡易消化饮食,保持大便通畅,预防便秘。

### (三)用药护理

常用药物包括溶栓药物、抗凝药物、对症治疗药物等。

1.溶栓药物应用护理

(1)密切观察出血征象,如皮肤青紫、穿刺部位出血、血尿、腹部或背部疼痛、严重头痛及意识改变等。

(2)严密监测血压变化,当血压过高时及时通知医师进行适当处理。

(3)建立静脉通路时,避免反复穿刺血管,静脉穿刺部位压迫止血时需加压并延长按压时间。

(4)遵医嘱观察出凝血时间变化。

2.抗凝药物应用护理

(1)使用肝素或低分子肝素前应定时监测基础活化部分凝血酶时间(APTT)、凝血酶原时间(PT)及血常规,使用普通肝素时,应密切观察出血及肝素诱导的血小板减少症(HIT),监测血小板计数。

(2)应用华法林时,定期监测国际标准化比率(INR),以调整剂量。主要不良反应是出血,发生出血时可用维生素 K 拮抗。在应用华法林治疗的前几周还可能引起血管性紫癜,导致皮肤坏死,应密切观察。

3.其他

使用镇静、止痛、止咳等相应的对症治疗措施,注意观察疗效和不良反应。

### (四)并发症护理

1.休克

患者心排血量减少可能出现低血压甚至休克,严密监测生命体征,特别是血压变化,遵医嘱给予静脉输液和使用升压药,记录 24 小时出入量。

2.右心功能不全

监测患者有无明显气促、食欲缺乏、心悸、腹胀等右心功能不全的症状,积极治疗原发病,控制感染,改善缺氧状况,限制水钠摄入,并执行肺源性心脏病护理常规。

3.再栓塞

急性期绝对卧床休息,避免下肢过度屈曲,保持大便通畅,避免用力排便,以防下肢血管内压力突然升高,使血栓再次脱落形成新的危及生命的栓塞;恢复期下肢可进行适当的活动或关节的被动活动。观察局部皮肤的颜色变化,测量和比较双侧下肢周径,以差值$>1$ cm 为有临床意义。检查是否存在 Homan 征阳性(轻轻按压膝关节并屈膝,踝关节急速背曲时出现腘窝部、腓肠肌疼痛),及时发现下肢深静脉血栓形成的征象。大、小腿周径的测量点分别为髌骨上缘以上15 cm处和髌骨下缘以下10 cm处。

**(五)病情观察**

(1)监测患者的生命体征,特别是呼吸、血氧饱和度、动脉血气、心率等情况,根据缺氧程度选择适当给氧方式,严重呼吸困难者给予机械通气。

(2)观察患者意识状态,有无烦躁不安、嗜睡、定向力障碍等,观察呼吸困难、胸痛等临床症状的改善情况。

(3)观察患者有无右心功能不全的表现,如颈静脉怒张、下肢水肿等。

(4)监测患者的心电变化,警惕各类心律失常的出现。

**(六)健康指导**

1.疾病预防指导

(1)对存在发生深静脉血栓危险因素的人群,指导其避免增加血液淤滞的行为,如长时间保持坐位特别是坐时跷二郎腿、穿束膝长筒袜、长时间站立不活动等。

(2)对于卧床患者鼓励其床上肢体活动,不能自主活动的患者需进行被动关节活动,病情允许时需协助早期下地活动或走路。不能活动的患者将腿抬高至心脏以上水平,可促进下肢静脉血液回流。

(3)卧床患者可利用机械作用如穿加压弹力抗栓袜等促进下肢静脉血液回流。

(4)指导患者适当增加液体摄入,防止血液浓缩。由于高脂血症、糖尿病等疾病可导致血液高凝状态,指导患者积极治疗原发病。

(5)对于血栓形成高危患者遵医嘱服用抗凝剂防止血栓形成。

2.病情监测指导

向患者介绍DVT和PTE的表现。对于长时间卧床患者若出现一侧肢体疼痛、肿胀,应注意DVT发生的可能;在存在相关发病因素的情况下突然出现胸痛、呼吸困难、咯血痰等表现时,应注意PTE的可能性,需及时就诊。

# 第四章

# 心内科护理

## 第一节 高 血 压

### 一、疾病概述

#### (一)概念和特点

高血压是一种常见病、多发病,是心、脑血管病的重要病因和危险因素。根据病因常分为原发性高血压和继续发性高血压,95%以上的高血压患者属于原发性高血压,通常将原发性高血压简称为高血压。原发性高血压是以血压升高为主要临床表现伴或不伴有多种心血管危险因素的综合征。

高血压的标准是根据临床及流行病学资料界定的,目前我国高血压定义为收缩压≥18.7 kPa(140 mmHg)和/或舒张压≥12.0 kPa(90 mmHg),根据血压升高水平,又进一步将高血压分为1～3级。

高血压在世界各国都是常见病,其患病率与工业化程度、地区和种族有关。根据我国4次大规模高血压患病率的人群抽样调查结果显示我国人群50年以来高血压患病率明显上升。2002年我国18岁以上成人高血压患病率为18.8%,按我国人口的数量和结构估算,目前我国约有2亿高血压患者,即每10个成年人中就有2个患高血压,约占全球高血压总人数的1/5。然而,我国高血压的总体情况是患病率高,知晓率、治疗率和控制率较低,其流行病学有两个显著特点,即从南方到北方高血压患病率递增,不同民族之间高血压患病率存在一些差异。

#### (二)相关病理生理

高血压的发病机制目前尚未形成统一认识,但其血流动力学特征主要是总外周血管阻力相对或绝对增高,从这一点考虑,高血压的发病机制主要存在于

5个环节，即交感神经系统活性亢进、肾性水、钠潴留、肾素-血管紧张素-醛固酮系统(RAAS)激活、细胞膜离子转运异常以及胰岛素抵抗。

相关病理改变主要集中在对心、脑、肾、视网膜的变化。

1.心

左心室肥厚和扩张。

2.脑

脑血管缺血与变性、粥样硬化，形成微动脉瘤或闭塞性病变，从而引发脑出血、脑血栓、腔隙性脑梗死。

3.肾

肾小球纤维化、萎缩、肾动脉硬化，引起肾实质缺血和肾单位不断减少，导致肾衰竭。

4.视网膜

视网膜小动脉痉挛、硬化，甚至可能引起视网膜渗血和出血。

**(三)主要病因与诱因**

高血压的病因为多因素，主要包括遗传和环境因素两个方面，两者互为结果。

1.遗传因素

高血压具有明显的家庭聚集性，基因对血压的控制是肯定的，这些与高血压产生有关的基因被称为原发性高血压相关基因。在遗传表型上，不仅血压升高发生率体现遗传性，在血压高度、并发症发生以及其他相关因素方面，如肥胖等也具有遗传性。

2.环境因素

(1)饮食：血压水平和高血压的患病率与钠盐平均摄入量显著相关，摄盐越多，血压水平和患病率越高。摄盐过多导致血压升高主要见于对盐敏感的人群。另外，膳食中充足的钾、钙、镁和优质蛋白可防止血压升高，素食为主者血压常低于肉食者。长期饮咖啡、大量饮酒、饮食中缺钙、饱和脂肪酸过多，不饱和脂肪酸与饱和脂肪酸比值降低等均可引起血压升高。

(2)精神心理：社会因素包括职业、经济、劳动种类、文化程度、人际关系等，对血压的影响主要是通过精神和心理因素起作用。因此脑力劳动者高血压发病率高于体力劳动者，从事精神紧张度高的职业和长期生活在噪声环境者高血压也较多。

3.其他因素

肥胖者高血压患病率是体重正常者2～3倍，超重是血压升高的重要独立危险因素。一般采用体重指数(BMI)来衡量肥胖程度，腰围反映向心性肥胖程度，血压与BMI呈显著正相关，腹型肥胖者容易发生高血压。服用避孕药的妇女血压升高发生率及程度与服用药物时间长短有关，但这种高血压一般较轻主，且停药后可逆转。睡眠呼吸暂停低通气综合征的患者50%有高血压，且血压的高度与睡眠呼吸暂停低通气综合征的病程有关。

**(四)临床表现**

大多数起病缓慢、渐进，缺乏特殊的临床表现。血压随着季节、昼夜、情绪等因素有较大波动。

1.一般表现

(1)症状：头痛是最常见的症状，较常见的还有头晕、头胀、耳鸣眼花、疲劳、注意力不集中、失眠等。这些症状在紧张或劳累后加重，典型的高血压头痛在血压下降后即可消失。

(2)体征：高血压的体征较少，血压升高时可闻及主动脉瓣区第二心音亢进及收缩期杂音。皮肤黏膜、四肢血压、周围血管搏动、血管杂音检查有助于继续性高血压的病因判断。

2.高血压急症和亚急症

高血压急症是指高血压患者在某些诱因作用下，血压急剧升高[一般超过24.0/16.0 kPa(180/120 mmHg)]，同时伴有进行性心、脑、肾等重要靶器官功能不全的表现。高血压急症的患者如不能及时降低血压，预后很差，常死于肾衰竭、脑卒中或心力衰竭。高血压亚急症是指血压显著升高但不伴靶器官损害，患者常有血压升高引起的症状。

**(五)辅助检查**

1.常规检查

尿常规、血糖、血脂、肾功能、血清电解质、心电图和X线胸片等检查，有助于发现相关危险因素和靶器官损害。必要时行超声心动图、眼底检查等。

2.特殊检查

为进一步了解患者血压节律和靶器官损害情况，可有选择地进行一些特殊检查。如24小时动态血压监测(ABPM)，踝/臂血压比值，心率变异，颈动脉内膜中层厚度(IMT)，动脉弹性功能测定，血浆肾素活性(PRA)等。

(六)治疗原则

1.治疗目标

高血压是一种以动脉血压持续升高为特征的进行性“心血管综合征”,常伴有其他危险因素、靶器官损害或临床疾患,需要进行综合干预。常常采用药物治疗与非药物治疗,以及防治各种心血管病危险因素等相结合。因此,高血压的治疗目标是尽可能地降低心血管事件的发生率和病死率。

2.非药物治疗

(1)合理膳食:低盐饮食,限制钠盐摄入;限制乙醇摄入量。

(2)控制体重:体重指数如超过 24 则需要限制热量摄入和增加体力活动。

(3)适宜运动:增加有氧运动。

(4)其他:定期测量血压,规范治疗,改善治疗依从性,尽可能实现降压达标,坚持长期平稳有效地控制血压。保持健康心态,减少精神压力,戒烟等。

治疗时根据年龄、病程、血压水平、心血管病危险因素、靶器官损害程度、血流动力学状态以及并发症等来选择合适药物。

3.药物治疗

降压药物的选择一般应从一线药物、单一药物开始,疗效不佳时,才联合用药。若非血压较高,或高血压急症,降压时用药以小剂量开始,逐渐加量,使血压逐渐下降,老年患者更需如此。

(1)利尿剂:通过利钠排水、降低细胞外高血容量、减轻外周血管阻力发挥降压作用。作用较平稳、缓慢,持续时间相对较长,作用持久服药 2～3 周后作用达高峰,能增强其他降压的疗效,适用于轻、中度高血压。有噻嗪类、襻利尿剂和保钾利尿剂三类,以噻嗪类使用最多。

(2)β受体阻滞剂:通过抑制过度激活的交感神经活性、抑制心肌收缩力、减轻心率发挥降压作用。降压作用较迅速、强力,适用于不同严重程度的高血压,尤其是心率较快的中、青年患者或合并心绞痛的患者,对老年高血压疗效相对较差。Ⅱ、Ⅲ度心脏传导阻滞和哮喘患者禁用,慢性阻塞性肺病、运动员、周围血管病或糖耐量异常者慎用。有选择性($\beta_1$)、非选择性($\beta_1$ 和 $\beta_2$)和兼有 α 受体阻滞 3 类,常用的有美托洛尔、阿替洛尔、比索洛尔、普萘洛尔等。

(3)钙通道阻滞剂:通过阻断血管平滑肌细胞上的钙离子通道,扩张血管降低血压。降压效果起效迅速,降压幅度相对较强,剂量和疗效呈正相关,除心力衰竭患者外较少有治疗禁忌证。分为二氢吡啶类和非三氢吡啶类,前者以硝苯地平为代表,后者有维拉帕米和地尔硫䓬。

(4)血管紧张素转换酶抑制剂：通过抑制血管紧张素转换酶阻断肾素血管紧张素系统，从而达到降压作用。降压起效缓慢，逐渐增强，在3～4周时达最大作用，限制摄入或联合使用利尿剂可使起效迅速和作用增强。常用的有卡托普利、依那普利、贝那普利等。

(5)血管紧张素Ⅱ受体阻滞剂：通过阻断血管紧张素Ⅱ受体发挥降压作用。起效缓慢，但持久而平稳，一般在6～8周达到最大作用，持续时间达24小时以上。常用的药物有氯沙坦、缬沙坦、厄贝沙坦、替米沙坦等。

(6)α受体阻滞剂：不作为一般高血压的首选药，适用于高血压伴前列腺增生患者，也用于难治性高血压的治疗。如哌唑嗪。

## 二、护理评估

### (一)一般评估

1.生命体征

体温、脉搏、呼吸可正常，但血压测量值升高。必要时可测量立、卧位血压和四肢血压，监测24小时血压以判断血压节律变化情况。高血压诊断的主要依据是患者在静息状态下，坐位时上臂肱动脉部位血压的测量值。但必须是在未服用降压药的情况下，非同日3次测量血压，若收缩压≥18.7 kPa(140 mmHg)和/或舒张压≥12.0 kPa(90 mmHg)则诊断为高血压。患者既往有高血压史，目前正在使用降压药，血压虽然低于18.7/12.0 kPa(140/90 mmHg)，也诊断为高血压。

2.病史和病程

询问患者有无高血压、糖尿病、血脂异常、冠心病、脑卒中或肾脏病的家庭史；患高血压的时间，血压最高水平，是否接受过降压治疗及其疗效与不良反应；有无合并其他相关疾病；是否服用引起血压升高的药物，如口服避孕药、甘珀酸、麻黄碱滴鼻药、可卡因、类固醇等。

3.生活方式

膳食脂肪、盐、酒摄入量，吸烟支数，体力活动量以及体重变化等情况。

4.患者的主诉

约1/5患者无症状，常见的主诉有头痛、头晕、疲劳、心悸、耳鸣等症状，疲劳、激动或紧张、失眠时可加剧，休息后多可缓解。也可出现视力模糊、鼻出血等较重症状，患者主诉症状严重程度与血压水平有一定关联。有脏器受累的患者还会有胸闷、气短、心绞痛、多尿等主诉。

5.相关记录

身高、体重、腰围、臀围、饮食(摄盐量和饮酒量)、活动量、血压等记录结果。评估超重和肥胖最简便和常用的指标是体重指数(BMI)和腰围。BMI 反映全身肥胖程度,腰围反映中心型肥胖的程度。BMI 的计算公式为:BMI=体重(kg)/身高的平方($m^2$),成年人正常 BMI 为 18.5~23.9 $kg/m^2$,超重者 BMI 为 24~27.9 $kg/m^2$,肥胖者 BMI≥28 $kg/m^2$。成年人正常腰围<90/84 cm(男/女),如腰围≥90/85 cm(男/女),提示需要控制体重。

**(二)身体评估**

1.头颈部

部分患者有甲亢突眼征,颈部可听诊到血管杂音提示颈部血管狭窄、不完全性阻塞或代偿性血流量增多、加快。

2.胸背部

结合 X 线结果综合考虑心界有无扩大,心脏听诊可在主动脉瓣区闻及第二心音亢进、收缩期杂音或收缩早期喀喇音。

3.腹部和腰背部

背部两侧肋脊角、上腹部脐两侧、腰部肋脊处有血管杂音,提示存在血管狭窄。肾动脉狭窄的血管杂音常向腹两侧传导,大多具有舒张期成分。

4.四肢和其他

观察有无神经纤维瘤性皮肤斑,库欣综合征时可有向心性肥胖、紫纹与多毛的现象,下肢可见凹陷性水肿,观察四肢动脉搏动情况。

**(三)心理-社会评估**

评估患者家庭情况、工作环境、文化程度及有无精神创伤史;患者在疾病治疗过程中的心理反应与需求,家庭及社会支持情况,引导患者正确配合疾病的治疗与护理。

**(四)辅助检查结果评估**

1.常规检查

有无血液生化(钾、空腹血糖、总胆固醇、甘油三酯、高密度脂蛋白胆固醇、低密度脂蛋白胆固醇和尿酸、肌酐)、全血细胞计数、血红蛋白和血细胞比容、尿蛋白、尿糖的异常;心电图检查有无异常;24 小时动脉血压监测检查 24 小时血压情况及其节律变化。

2.推荐检查

超声心动图和颈动脉超声、餐后血糖、尿蛋白定量、眼底、胸部X线检查、脉搏波传导速度以及踝臂血压指数等可帮助判断是否存在脏器受累。

3.选择检查项目

对怀疑继续性高血压患者可根据需要选择进行相应的脑功能、心功能和肾功能检查。

**(五)血压水平分类和心血管风险分层评估**

1.按血压水平分类

据血压升高水平，可将血压分为正常血压、正常高值、高血压(分为1级、2级和3级)和单纯收缩期高血压(表4-1)。

**表4-1　血压水平分类和定义**

| 分类 | 收缩压(mmHg) | | 舒张压(mmHg) |
|---|---|---|---|
| 正常血压 | <120 | 和 | <90 |
| 正常高值 | 120～139 | 和/或 | 89～90 |
| 高血压 | ≥140 | 和/或 | ≥90 |
| 1级高血压(轻度) | 140～159 | 和/或 | 90～99 |
| 2级高血压(中度) | 160～179 | 和/或 | 100～109 |
| 3级高血压(重度) | ≥180 | 和/或 | ≥110 |
| 单纯收缩期高血压 | ≥140 | 和 | <90 |

2.心血管风险分层评估

虽然高血压及血压水平是影响心血管事件发生和预后的独立危险因素，但是并非唯一决定因素。大部分高血压患者还有血压升高以外的心血管危险因素。因此要准确确定降压治疗的时机和方案，实施危险因素的综合管理就应当对患者进行心血管风险的评估并分层。根据2010版中国高血压防治指南的分层方法，根据血压水平、心血管危险因素、靶器官损害、伴临床疾患，高血压患者的心血管风险分为低危、中危、高危和很高危4个层次(表4-2)。

**(六)常用药物疗效的评估**

1.利尿剂

(1)准确记录患者出入量(尤其是24小时尿量)：大量利尿可引起血容量过度降低，心排血量下降，血尿素氮增高。患者皮肤弹性减低，出现直立性低血压和少尿。

表 4-2 高血压患者心血管风险水平分层

| 其他危险因素和病史 | 1 级高血压 | 2 级高血压 | 3 级高血压 |
|---|---|---|---|
| 无 | 低危 | 中危 | 高危 |
| 1～2 个其他危险因素 | 中危 | 中危 | 很高危 |
| ≥3 个其他危险因素或靶器官损害 | 高危 | 高危 | 很高危 |
| 临床并发症或合并糖尿病 | 很高危 | 很高危 | 很高危 |

(2)血生化检查的结果:长期使用噻嗪类利尿剂有可能导致水、电解质紊乱,出现低钠、低氯和低钾血症。

2.β受体阻滞剂

(1)患者自觉症状:疲乏、肢体冷感、激动不安、胃肠不适等症状。

(2)心动过缓或传导阻滞:因药物可抑制心肌收缩力、减慢心率,引起心动过缓或传导阻滞。

(3)反跳现象:长期服用该药患者突然停药可发生反跳现象,即原有的症状加重或出现新的表现,较常见的有血压反跳性升高,伴头痛、焦虑等,称为撤药综合征。

(4)液体潴留:可表现为体重增加、凹陷性水肿。

3.钙通道阻滞剂

(1)监测心率和心律的变化:二氢吡啶类钙通道阻滞剂可反射性激活交感神经,导致心率增加,发生心动过速。而非二氢吡啶类钙通道阻滞剂具有抑制心脏收缩功能和传导功能,有导致传导阻滞的不良反应。

(2)其他体征:可引起面部潮红、脚踝部水肿、牙龈增生等。

4.血管紧张素转换酶抑制剂

(1)患者自觉症状:持续性干咳、头晕、皮疹、味觉障碍及血管神经性水肿等情况。

(2)高血钾:长期应用该类药物可能导致血钾升高,应定期监测血钾和血肌酐的水平。

(3)肾功能的损害:定期监测肾功能。

5.血管紧张素Ⅱ受体拮抗剂

(1)患者自觉症状:有无腹泻等症状。

(2)高血钾:长期应用该类药物可能导致血钾升高,应定期监测血钾和血肌酐的水平。

(3)肾功能的损害:定期监测肾功能。

6.α受体阻滞剂

直立性低血压:服用该类药物的患者可出现直立性晕厥现象,测量坐、立位血压是否差异过大。

## 三、主要护理诊断/问题

### (一)疼痛

头痛:与血压升高有关。

### (二)有受伤的危险

与头晕、视力模糊、意识改变或发生直立性低血压有关。

### (三)营养失调

高于机体需要量:与摄入过多,缺少运动有关。

### (四)焦虑

与血压控制不满意、已发生并发症有关。

### (五)知识缺乏

缺乏疾病预防、保健知识和高血压用药知识。

### (六)潜在并发症

1.高血压急症

与血压突然/显著升高并伴有靶器官损害有关。

2.电解质紊乱

与长期应用降压药有关。

## 四、护理措施

### (一)控制体重

超重和肥胖是导致血压升高的重要原因之一,而以腹部脂肪堆积为典型特征的中心性肥胖还会进一步增加高血压等心血管与代谢性疾病的风险,适当控制体重,减少脂肪含量,可显著降低血压。最有效的减重措施是控制能量摄入和增加运动。减重的速度因人而异,通常以每周减重0.5～1.0 kg为宜。

### (二)合理饮食

合理饮食是控制体重的重要手段。高血压患者饮食需遵循平衡膳食的原则，控制高热量食物的摄入，如高脂肪食物、含糖饮料和酒类等；适当控制碳水化合物的摄入；减少钠盐的摄入。

钠盐可显著升高血压，增加高血压发病的风险，而钾盐可对抗钠盐升高血压的作用。世界卫生组织推荐每天钠盐摄入量应少于 5 g。高血压患者应尽可能减少钠盐的摄入，增加食物中钾盐的含量。烹调高血压患者的食物尽可能减少用盐、味精和酱油等调味品，可使用定量的盐勺；少食或不食含钠盐高的各类加工食品，如咸菜、火腿和各类炒货等；增加蔬菜、水果的摄入量；肾功能良好者可使用含钾的烹调用盐。

**（三）制订康复运动计划**

合理的运动计划不但能控制体重，降低血压，还能改善糖代谢。在运动方面应采用有规律的、中等强度的有氧运动。建议每天体力活动 30 分钟左右，每周至少进行 3 次有氧锻炼，如步行、慢跑、骑车、游泳、跳舞和非比赛性划船等。运动强度指标为运动时最大心率达到（170－年龄），运动的强度、时间和频度以不出现不适反应为度。

典型的运动计划包括 3 个阶段：5～10 分钟的轻度热身活动；20～30 分钟的耐力活动或有氧运动；放松运动 5 分钟，逐渐减少用力，使心脑血管系统的反应和身体产热功能逐渐稳定下来。运动的形式和运动量均应根据个人的兴趣和身体状况而定。

**（四）监测血压的变化**

血压测量是评估血压水平、诊断高血压和观察降压疗效的主要手段。在临床工作中主要采用诊室血压和动态血压测量，家庭血压测量因为可以测量长期血压变异，避免白大衣效应等作用越来越受到大家的重视。

1.诊室血压监测

由医护人员在诊室按统一规范进行测量，是目前评估血压水平和临床诊断高血压并进行分级的标准方法和主要依据。具体方法和要求如下：①选择符合计量标准的水银柱血压计，或经过验证的电子血压计。②使用大小合适的气囊袖带。③测压前患者至少安静休息 5 分钟，30 分钟内禁止吸烟、饮咖啡、茶，并排空膀胱。④测量时最好裸露上臂，上臂与心脏处于同一水平。怀疑有外周血管病者可测量四肢血压，老年人、糖尿病患者及有直立性低血压情况的应加测立、卧位血压。⑤袖带下缘在肘弯上 2.5 cm，听诊器听件置于肱动脉搏动处。⑥使用水银柱血压计时，应快速充气，当桡动脉搏动消失后将气囊压力再升高

4.0 kPa(30 mmHg),以每秒 0.3～0.8 kPa(2～6 mmHg)的速度缓慢放气,获得舒张压后快速放气至零。⑦应间隔 1～2 分钟重复测量,取 2 次读数的平均值记录。如果 2 次读数相差 0.7 kPa(5 mmHg)以上,应再次测量,取 3 次读数的平均值。

2.动态血压监测

通过自动的血压测量仪器完成,测量次数较多,无测量者误差,可避免“白大衣”效应,并可监测夜间睡眠期间的血压。因此,可评估血压短时变异和昼夜节律。

3.家庭血压监测

家庭血压监测又称自测血压或家庭自测血压,是由患者本人或家庭成员协助完成测量,可避免白大衣效应。家庭血压监测还可用于评估数天、数周甚至数月、数年血压的长期变异或降压治疗效应,而且有助于增强患者的参与意识,改善治疗依从性,但不适用于精神高度焦虑的患者。

**(五)降压目标的确立**

帮助患者确立降压目标。在患者能耐受的情况下,逐步降压达标。一般高血压患者血压控制目标值至少＜18.7/12.0 kPa(140/90 mmHg);如合并稳定性冠心病、糖尿病或慢性肾病的患者宜确立个体化降压目标,一般可将血压降至 17.3/10.7 kPa(130/80 mmHg)以下,脑卒中后高血压患者一般血压目标＜18.7 kPa(140 mmHg);老年高血压降压目标收缩压＜20.0 kPa(150 mmHg);对舒张压低于 8.0 kPa(60 mmHg)的冠心病患者,应在密切监测血压的前提下逐渐实现收缩压达标。

**(六)用药护理**

需要使用降压药物的患者包括:高血压 2 级或以上患者;高血压合并糖尿病,或已有心、脑、肾靶器官损害和并发症患者;凡血压持续升高,改善生活行为后血压仍未获得有效控制者。从心血管危险分层的角度,高危和极高危患者必须使用降压药物强化治疗。

应严格按医嘱用药,并注意观察常用药的毒副作用,发现问题及时处理,控制输液速度等。

**(七)高血压急症的护理**

1.避免诱因

安抚患者,避免情绪激动,保持轻松、稳定心态,必要时使用镇静剂。指导其按医嘱服用降压药,不可擅自减量或停服,以免血压急剧升高。另外,避免过度劳累和寒冷刺激。

2.病情监测

监测血压变化，一旦发现有高血压急症的表现，如血压急剧升高、剧烈头痛、呕吐、大汗、视力模糊、面色及神志改变、肢体运动障碍等，应立即通知医师。

3.高血压急症的护理

绝对卧床，抬高床头，避免一切不良刺激和不必要活动，协助生活护理。保持呼吸道通畅，吸氧。进行心电、血压和呼吸监测，建立静脉通道并遵医嘱用药，用药过程中监测血压变化，避免血压骤降。应用硝普钠、硝酸甘油时采用静脉泵入方式，密切观察药物不良反应。

**(八)心理护理**

长期、过度的心理应激会显著增加心血管风险。应向患者阐述不良情绪可诱发血压升高，帮助患者预防和缓解精神压力以及纠正和治疗病态心理，必要时可寻求专业心理辅导或治疗。

**(九)健康教育**

1.疾病知识指导

让患者了解自身病情，包括血压水平、危险因素及合并疾患等。告知患者高血压的风险和有效治疗的益处。对患者及家属进行高血压相关知识指导，提高护患配合度。

2.饮食指导

宜清淡饮食，控制能量摄入。营养均衡，减少脂肪摄入，少吃或不吃肥肉和动物内脏。控制钠盐的摄入，增加钾盐的摄入，学会正确烹调食物的要领，并选用定量盐勺。

3.戒烟限酒

吸烟是心血管病的主要危险因素之一，可导致血管内皮损害，显著增加高血压患者发生动脉粥样硬化性疾病的风险。应强烈建议并督促高血压患者戒烟，并指导患者寻求药物辅助戒烟。长期大量饮酒可导致血压升，限制饮酒量可显著降低高血压的发病风险。所有高血压患者均应控制饮酒量，每天饮酒量白酒、葡萄酒、啤酒的量分别应少于 50 mL、100 mL 和 300 mL。

4.适当运动计划

学会制订适当的运动计划，并能自我监测最大运动心率，控制运动强度，按运动计划的 3 个阶段实施运动。

5.用药原则

按时、正确服用相关药物，让患者了解常用药物不良反应及自我观察要点。

6.家庭血压监测

教会患者出院后进行血压的自我监测，提倡进行家庭血压监测，每次就诊携带监测记录。家庭血压监测适用于：一般高血压患者的血压监测，白大衣高血压识别，难治性高血压的鉴别，评价长期血压变异，辅助降压疗效评价，以及预测心血管风险及评估预后等。

对患者进行家庭血压监测的相关知识和技能培训：①使用经过验证的上臂式全自动或半自动电子血压计。②每天早晚各测1次，每次2～3遍，取平均值；血压控制平稳者可每周只测1天，初诊高血压或血压不稳定的高血压患者，建立连续测血压7天，取后6天血压平均值作为参考值。③详细记录每次测量血压的日期、时间及所有血压读数，尽可能向医师提供完整的血压记录。

7.及时就诊的指标

(1)血压过高或过低。

(2)出现弥漫性严重头痛、呕吐、意识障碍、精神错乱，甚至昏迷、局灶性或全身性抽搐。

(3)高血压急症和亚急症。

(4)出现脑血管病、心力衰竭、肾衰竭的表现。

(5)突发剧烈而持续且不能耐受的胸痛，两侧肢体血压及脉搏明显不对称，严重怀疑主动脉夹层动脉瘤。

(6)随访时间：依据心血管风险分层，低危或仅服1种药物治疗者每1～3个月随诊1次；新发现的高危或较复杂病例、高危者至少每2周随诊1次；血压达标且稳定者每个月随诊1次。

## 五、护理效果评估

(1)患者头痛减轻或消失，食欲增加。

(2)患者情绪稳定，了解自身疾病，并能积极配合治疗。服药依从性好，血压控制在降压目标范围内。

(3)患者能主动养成良好生活方式。

(4)患者掌握家庭血压监测的方法，有效记录监测数据并提供给医护人员。

(5)患者未受伤。

(6)患者未发生相关并发症，或并发症发生后能得到及时治疗与护理。

# 第二节 心律失常

## 一、疾病概述

### (一)概念和特点

心律失常是指心脏冲动频率、节律、起源部位、传导速度或激动次序的异常。按其发生原理可分为冲动形成异常和冲动传导异常两大类。按照心律失常发生时心率的快慢,可分为快速性与缓慢性心律失常两大类。

心律失常可发生在没有明确心脏病或其他原因的患者。心律失常的后果取决于其对血流动力学的影响,可从心律失常对心、脑、肾灌注的影响来判断。轻者患者可无症状,一般表现为心悸,但也可出现心绞痛、气短、晕厥等症状。心律失常持续时间不一,有时仅持续数秒、数分,有时可持续数天以上,如慢性心房颤动。

### (二)相关病理生理

正常生理状态下,促成心搏的冲动起源于窦房结,并以一定的顺序传导于心房与心室,使心脏在一定频率范围内发生有规律的搏动。如果心脏内冲动的形成异常和/或传导异常,使整个心脏或其一部分的活动变为过快、过慢或不规则,或者各部分活动的程序发生紊乱,即形成心律失常。心律失常有多种不同的发生机制,如折返、自律性改变、触发活动和平行收缩等。然而,由于条件限制,目前能直接对人在体内心脏研究的仅限于折返机制,临床检查尚不能判断大多数心律失常的电生理机制。产生心律失常的电生理机制主要包括冲动发生异常、冲动传导异常以及触发活动。

### (三)主要病因与诱因

1.器质性心脏病

心律失常可见于各种器质性心脏病,其中以冠心病、心肌病、心肌炎和风湿性心脏病为多见,尤其在发生心力衰竭或急性心肌梗死时。

2.非心源性疾病

几乎其他系统疾病均可引发心律失常,常见的有内分泌失调、麻醉、低温、胸腔或心脏手术、中枢神经系统疾病及自主神经功能失调等。

3.酸碱失衡和电解质紊乱

各种酸碱代谢紊乱、钾代谢紊乱可使传导系统或心肌细胞的兴奋性、传导性异常而引起心律失常。

4.理化因素和中毒

电击可直接引起心律失常甚至死亡，中暑、低温也可导致心律失常。某些药物可引起心律失常，其机制各不相同，洋地黄、奎尼丁、氨茶碱等直接作用于心肌，洋地黄、夹竹桃、蟾蜍等通过兴奋迷走神经，拟肾上腺素药、三环类抗抑郁药等通过兴奋交感神经，可溶性钡盐、棉酚、排钾性利尿剂等引起低钾血症，窒息性毒物则引起缺氧诱发心律失常。

5.其他

发生在健康者的心律失常也不少见，部分病因不明。

**(四)临床表现**

心律失常的诊断大多数要靠心电图，但相当一部分患者可根据病史和体征做出初步诊断。详细询问发作时的心率快慢，节律是否规整，发作起止与持续时间，发作时是否伴有低血压、昏厥、心绞痛或心力衰竭等表现，以及既往发作的诱因、频率和治疗经过，有助于心律失常的诊断，同时要对患者全身情况、既往治疗情况等进行全面的了解。

**(五)辅助检查**

1.心电图检查

心电图检查是诊断心律失常最重要的一项无创性检查技术。应记录12导联心电图，并记录清楚显示P波导联的心电图长条以备分析，通常选择 $V_1$ 导联或Ⅱ导联。必要时采用动态心电图，连续记录患者24小时的心电图。

2.运动试验

患者在运动时出现心悸、可做运动试验协助诊断。运动试验诊断心律失常的敏感性不如动态心电图。

3.食管心电图

解剖上左心房后壁毗邻食管，因此，插入食管电极导管并置于心房水平时，能记录到清晰的心房电位，并能进行心房快速起搏或程序电刺激。

4.心腔内电生理检查

心腔内电生理检查是将几根多电极导管经静脉和/或动脉插入，放置在心腔内的不同部位辅以8～12通道以上多导生理仪，同步记录各部位电活动，包括右心房、右心室、希氏束、冠状静脉窦(反映左心房、左心室电活动)。其适应证包括：①窦房结功能测定。②房室与室内传导阻滞。③心动过速。④不明原因晕厥。

5.三维心脏电生理标测及导航系统

三维心脏电生理标测及导航系统(三维标测系统)是近年来出现的新的标测技术，能够减少X线曝光时间，提高消融成功率，加深对心律失常机制的理解。

**(六)窦性心律失常治疗原则**

(1)若患者无心动过缓有关的症状，不必治疗，仅定期随诊观察。对于有症状的病窦综合征患者，应接受起搏器治疗。

(2)心动过缓-心动过速综合征患者发作心动过速，单独应用抗心律失常药物治疗可能加重心动过缓。应用起搏治疗后，患者仍有心动过速发作，可同时应用抗心律失常药物。

**(七)房性心律失常治疗原则**

1.房性期前收缩

无须治疗。当有明显症状或因房性期前收缩触发室上行心动过速时，应给予治疗。治疗药物包括：普罗帕酮、莫雷西嗪或β受体拮抗剂。

2.房性心动过速

(1)积极寻找病因，针对病因治疗。

(2)抗凝治疗。

(3)控制心室率。

(4)转复窦性心律。

3.心房扑动

(1)药物治疗：减慢心室率的药物包括β受体拮抗剂、钙通道阻滞剂(维拉帕米、地尔硫䓬)或洋地黄制剂(地高辛、毛花苷C)。转复心房扑动的药物包括ⅠA(如奎尼丁)或ⅠC(如普罗帕酮)类抗心律失常药，如心房扑动患者合并冠心病、充血性心力衰竭等时，不用ⅠA或ⅠC类药物，应选用胺碘酮。

(2)非药物治疗：直流电复律是终止心房扑动最有效的方法。其次食管调搏也是转复心房扑动的有效方法。射频消融可根治心房扑动。

(3)抗凝治疗：持续性心房扑动的患者，发生血栓栓塞的风险明显增高，应给予抗凝治疗。

4.心房颤动

应积极寻找心房颤动的原发疾病和诱发因素，进行相应处理。

治疗包括：①抗凝治疗；②转复并维持窦性心律；③控制心室率。

### (八)房室交界区性心律失常治疗原则

1.房室交界区性期前收缩

通常无须治疗。

2.房室交界区性逸搏与心律

一般无须治疗，必要时可起搏治疗。

3.非阵发性房室交界区性心动过速

主要针对病因治疗。洋地黄中毒引起者可停用洋地黄，可给予钾盐、利多卡因或β受体拮抗剂治疗。

4.与房室交界区相关的折返性心动过速

急性发作期应根据患者的基础心脏状况，既往发作的情况以及对心动过速的耐受程度做出适当处理。

主要药物治疗如下述。

(1)腺苷与钙通道阻滞剂：为首选。起效迅速，不良反应为胸部压迫感、呼吸困难、面部潮红、窦性心动过缓、房室传导阻滞等。

(2)洋地黄与β受体拮抗剂：静脉注射洋地黄可终止发作。对伴有心功能不全患者仍作为首选。β受体拮抗剂也能有效终止心动过速，选用短效β受体拮抗剂较合适如艾司洛尔。

(3)普罗帕酮 1～2 mg/kg 静脉注射。

(4)其他：食管心房调搏术、直流电复率等。

预防复发：是否需要给予患者长期药物预防，取决于发作的频繁程度以及发作的严重性。药物的选择可依据临床经验或心内电生理试验结果。

5.预激综合征

对于无心动过速发作或偶有发作但症状轻微的预激综合征患者的治疗，目前仍存有争议。如心动过速发作频繁伴有明显症状，应给予治疗。治疗方法包括药物和导管消融。

### (九)室性心律失常治疗原则

1.室性期前收缩

首先应对患者室性期前收缩的类型、症状及其原有心脏病变做全面的了解；

然后，根据不同的临床状况决定是否给予治疗，采取何种方法治疗以及确定治疗的终点。

2.室性心动过速

一般遵循的原则是：有器质性心脏病或有明确诱因应首先给以针对性治疗；无器质性心脏病患者发生非持续性短暂室速，如无症状或无血流动力学影响，处理的原则与室性期前收缩相同；持续性室性发作，无论有无器质性心脏病，应给予治疗。

3.心室扑动与颤动

快速识别心搏骤停、高声呼救、进行心肺复苏，包括胸外按压、开放气道、人工呼吸、除颤、气管插管、吸氧、药物治疗等。

**(十)心脏传导阻滞治疗原则**

1.房室传导阻滞

应针对不同病因进行治疗。一度与二度Ⅰ型房室阻止心室率不太慢者，无须特殊治疗。二度Ⅱ型与三度房室阻滞如心室率显著缓慢，伴有明显症状或血流动力学障碍，甚至 Adams-Strokes 综合征发作者，应给予起搏治疗。

2.室内传导阻滞

慢性单侧束支阻滞的患者如无症状，无须接受治疗。双分支与不完全性三分支阻滞有可能进展为完全性房室传导阻滞，但是否一定发生及何时发生均难以预料，不必常规预防性起搏器治疗。急性前壁心肌梗死发生双分支、三分支阻滞或慢性双分支、三分支阻滞，伴有晕厥或阿-斯综合征发作者，则应及早考虑心脏起搏器治疗。

## 二、护理评估

**(一)一般评估**

心律失常患者的生命体征，发作间歇期无异常表现。发作期则出现心悸、气短、不敢活动，心电图显示心率过快、过慢、不规则或暂时消失而形成窦性停搏。

**(二)身体评估**

发作时体格检查应着重于判断心律失常的性质及心律失常对血流动力学状态的影响。听诊心音了解心室搏动率的快、慢和规则与否，结合颈静脉搏动所反映的心房活动情况，有助于做出心律失常的初步鉴别诊断。缓慢(＜60 次/分)而规则的心率为窦性心动过缓，快速(＞100 次/分)而规则的心率常为窦性心动过速。窦性心动过速较少超过 160 次/分，心房扑动伴 2∶1 房室传导时心室率常固定在 150 次/分左右。不规则的心律中以期前收缩为最常见，快而不规则者以心房颤动或心房扑动、房速伴不规则房室传导阻滞为多。心律规则而第一心音强弱不等(大炮音)，尤其是伴颈静脉搏动间断不规则增强(大炮波)，提示房室分离，多见于完全性或室速。

**(三)心理-社会评估**

心律失常患者常有焦虑、恐惧等负性情绪，护理人员应做好以下几点：①帮助患者认识到自己的情绪反应，承认自己的感觉，指导患者使用放松术。②安慰患者，告诉患者较轻的心律失常通常不会威胁生命。有条件时安排单人房间，避免与其他焦虑患者接触。③经常巡视病房，了解患者的需要，帮助其解决问题，如主动给患者介绍环境，耐心解答有关疾病的问题等。

**(四)辅助检查结果的评估**

1.心电图(ECG)检查

心律失常发作时的心电图记录是确诊心律失常的重要依据。应记录 12 导联心电图，包括较长的Ⅱ或 $V_1$ 导联记录。注意 P 和 QRS 波形态、P-QRS 关系、P-P、P-R 与 R-R 间期，判断基本心律是窦性还是异位。通过逐个分析提早或延迟心搏的性质和来源，最后判断心律失常的性质。

2.动态心电图

对心律失常的检出率明显高于常规心电图，尤其是对易引起猝死的恶性心律失常的检出尤为有意义。对心律失常的诊断优于普通心电图。

3.运动试验

运动试验可增加心律失常的诊断率和敏感性，是对 ECG 很好的补充，但运动试验有一定的危险性，需严格掌握禁忌证。

4.食管心电图

食管心电图是食管心房调搏最佳起搏点判定的可靠依据，更能在心律失常的诊断与鉴别诊断方面起到特殊而独到的作用。食管心电图与心内电生理检查具有高度的一致性，为射频导管消融术根治阵发性室上性心动过速(PSVT)提供可靠的分型及定位诊断。亦有助于不典型的预激综合征患者确立诊断。

5.心腔内电生理检查

心腔内电生理检查为有创性电生理检查，除能确诊缓慢性和快速性心律失常的性质外，还能在心律失常发作间隙应用程序电刺激方法判断窦房结和房室传导系统功能，诱发室上性和室性快速性心律失常，确定心律失常起源部位，评价药物与非药物治疗效果，以及为手术、起搏或消融治疗提供必要的信息。

#### (五)常用药物治疗效果的评估

(1)治疗缓慢性心律失常：一般选用增强心肌自律性和/或加速传导的药物，如拟交感神经药、迷走神经抑制药或碱化剂(克分子乳酸钠或碳酸氢钠)。护理评估：①服药后心悸、乏力、头晕、胸闷等临床症状有无改善。②有无不良反应发生。

(2)治疗快速性心律失常：选用减慢传导和延长不应期的药物，如迷走神经兴奋剂，拟交感神经药间接兴奋迷走神经或抗心律失常药物。护理评估：①用药后的疗效，有无严重不良反应发生。②药物疗效不佳时，考虑电转复或射频消融术治疗，并做好术前准备。

(3)临床上抗心律失常药物繁多，药物的分类主要基于其对心肌的电生理学作用。治疗缓慢性心律失常的药物，主要提高心脏起搏和传导功能，如肾上腺素类药物(肾上腺素、异丙肾上腺素)，拟交感神经药如阿托品、山莨菪碱，β受体激动剂如多巴胺类、沙丁胺醇等。

(4)及时就诊的指标：①心动过速发作频繁伴有明显症状如低血压、休克、心绞痛、心力衰竭或晕厥等。②出现洋地黄中毒症状。

### 三、主要护理诊断/问题

#### (一)活动无耐力

与心律失常导致心悸或心排血量减少有关。

#### (二)焦虑

与心律失常反复发作，对治疗缺乏信心有关。

#### (三)有受伤的危险

与心律失常引起的头晕、晕厥有关。

#### (四)潜在并发症

心力衰竭、脑栓塞、猝死。

### 四、护理措施

#### (一)体位与休息

当心律失常发作导致胸闷、心悸、头晕等不适时采取高枕卧位、半卧位或其他舒适体位，尽量避免左侧卧位，以防左侧卧位时感觉到心脏搏动而加重不适。有头晕、晕厥发作或曾有跌倒病史者应卧床休息。保证患者充分的休息与睡眠，必要时遵医嘱给予镇静剂。

### （二）给氧

伴呼吸困难、发绀等缺氧表现时，给予氧气吸入，2～4 L/min。

### （三）饮食

控制膳食总热量，以维持正常体重为度，40 岁以上者尤应预防发胖。一般以体重指数(BMI)20～24 为正常体重。或以腰围为标准，一般以女性≥80 cm，男性≥85 cm 为超标。超重或肥胖者应减少每天进食的总热量，以低脂(30%/d)、低胆固醇(200 mg/d)膳食，并限制酒及糖类食物的摄入。严禁暴饮暴食。以免诱发心绞痛或心肌梗死。合并高血压或心力衰竭者，应同时限制钠盐。避免摄入刺激性食物如咖啡、浓茶等，保持大便通畅。

### （四）病情观察

严密进行心电监测，出现异常心律变化，如 3～5 次/分的室性期前收缩或阵发性室性心动过速，窦性停搏、二度Ⅱ型或三度房室传导阻滞等，立即通知医师。应将急救药物备好，需争分夺秒地迅速给药。有无心悸、胸闷、胸痛、头晕、晕厥等。检测电解质变化，尤其是血钾。

### （五）用药指导

接受各种抗心律失常药物治疗的患者，应在心电监测下用药，以便掌握心律的变化情况和观察药物疗效。密切观察用药反应，严密观察穿刺局部情况，谨防药物外渗。皮下注射给予抗凝溶栓及抗血小板药时，注意更换注射部位，避免按摩，应持续按压 2～3 分钟。严格按医嘱给药，避免食用影响药物疗效的食物。用药前、中、后注意心率、心律、PR 间期、QT 间期等的变化，以判断疗效和有无不良反应。

### （六）除颤的护理

持续性室性心动过速患者，应用药物效果不明显时，护士应密切配合医师将除颤器电源接好，检查仪器性能是否完好，备好电极板，以便及时顺利除颤。对于缓慢型心律失常患者，应用药物治疗后仍不能增加心率，且病情有所发展或反复发作阿-斯综合征时，应随时做好安装人工心脏起搏器的准备。

### （七）心理护理

向患者说明心律失常的治疗原则，介绍介入治疗如射频导管消融术或心脏起搏器安置术的目的及方法，以消除患者的紧张心理，使患者主动配合治疗。

### (八)健康教育

1.疾病知识指导

向患者及家属讲解心律失常的病因、诱因及防治知识。

2.生活指导

指导患者劳逸结合，生活规律，保证充足的休息与睡眠。无器质性心脏病者应积极参加体育锻炼。保持情绪稳定，避免精神紧张、激动。改变不良饮食习惯，戒烟、酒、避免浓茶、咖啡、可乐等刺激性食物。保持大便通畅，避免排便用力而加重心律失常。

3.用药指导

嘱患者严格按医嘱按时按量服药，说明所用药物的名称、剂量、用法、作用及不良反应，不可随意增减药物的剂量或种类。

4.制订活动计划

评估患者心律失常的类型及临床表现，与患者及家属共同制订活动计划。对无器质性心脏病的良性心律失常患者，鼓励其正常工作和生活，保持心情舒畅，避免过度劳累。窦性停搏、二度Ⅱ型或三度房室传导阻滞、持续性室速等严重心律失常患者或快速心室率引起血压下降者，应卧床休息，以减少心肌耗氧量。卧床期间加强生活护理。

5.自我监测指导

教会患者及家属测量脉搏的方法，心律失常发作时的应对措施及心肺复苏术，以便于自我检测病情和自救。对安置心脏起搏器的患者，讲解自我监测与家庭护理方法。

6.及时就诊的指标

(1)当出现头晕、气促、胸闷、胸痛等不适症状。

(2)复查心电图发现异常时。

## 五、护理效果评估

(1)患者及家属掌握自我监测脉搏的方法，能复述疾病发作时的应对措施及心肺复苏术。

(2)患者掌握发生疾病的诱因，能采取相应措施尽可能避免诱因的发生。

(3)患者心理状态稳定，养成正确的生活方式。

(4)患者未发生猝死或发生致命性心律失常时能得到及时发现和处理。

# 第三节　心肌梗死

## 一、疾病概述

### (一)概念和特点

心肌梗死是心肌长时间缺血导致的心肌细胞死亡。为在冠状动脉病变的基础上,发生冠状动脉血供急剧减少或中断,使相应心肌严重而持久地急性缺血导致的心肌细胞死亡。急性心肌梗死临床表现有持久的胸骨后剧烈疼痛、发热、白细胞计数和血清心肌坏死标志物增高,以及心电图进行性改变;可发生心律失常、休克或心力衰竭,属急性冠脉综合征的严重类型。

### (二)相关病理生理

主要出现左心室舒张和收缩功能障碍的一些血流动力学改变,其严重程度和持续时间取决于梗死的部位、程度和范围。心脏收缩力减弱、顺应性降低、心肌收缩不协调,左心室压力曲线最大上升速度($dp/dt$)减低,左心室舒张末期压增高、舒张和收缩末期容量增多。射血分数减低,每搏输出量和心排血量下降,心率增快或有心律失常,血压下降。病情严重者,动脉血氧含量降低。急性大面积心肌梗死者,可发生泵衰竭——心源性休克或急性肺水肿。

### (三)主要病因及诱因

急性心肌梗死的基本病因是冠脉粥样硬化。造成一支或多支管腔狭窄和心肌血供不足,而侧支循环未建立。在此基础上,一旦血供急剧减少或中断,使心肌严重而持久地急性缺血达20～30分钟以上,即可发生急性心肌梗死。

促使斑块破溃出血及血栓形成的诱因:①晨起6时至12时,交感神经活动增加,机体应激反应增强,心肌收缩力、心率、血压增高,冠状动脉张力增高。②饱餐特别是进食多量高脂饮食后。③重体力劳动、情绪过分激动、血压急剧升高或用力排便。④休克、脱水、出血、外科手术或严重心律失常。

### (四)临床表现

与梗死的面积大小、部位、冠状动脉侧支循环情况密切相关。

1.先兆

50%～81.2%的患者在发病前数天有乏力、胸部不适、活动时心悸、气急、烦躁、心绞痛等前驱症状。以初发心绞痛或原有心绞痛加重为最突出。心绞痛发作较以往频繁、程度较剧、持续较久、硝酸甘油疗效差、诱发因素不明显。

2.症状

(1)疼痛:出现最早、最突出,多发生于清晨,尤其是晨间运动或排便时。疼痛的性质和部位与心绞痛相似,但程度更剧烈,多伴有大汗、烦躁不安、恐惧及濒死感,持续时间可达数小时或数天,休息和服用硝酸甘油不缓解。部分患者疼痛可向上腹部放射,而被误诊为急腹症或因疼痛向下颌、颈部、背部放射而误诊为其他疾病。少数患者无疼痛,一开始即表现为休克或急性心力衰竭。

(2)全身症状:一般在疼痛发生后 24～48 小时出现发热、心动过速、白细胞计数增高或和血沉增快等。体温可升高至 38 ℃左右,很少超过 39 ℃,持续约 1 周。

(3)胃肠道症状:疼痛剧烈时常伴恶心、呕吐、上腹胀痛。也可有肠胀气或呃逆。

(4)心律失常:75%～95%的患者在起病 1～2 天内可发生心律失常,24 小时内最多见。

(5)低血压和休克:疼痛发作期间血压下降常见,但未必是休克,如疼痛缓解而收缩压仍低于 10.7 kPa(80 mmHg),且患者表现为烦躁不安、面色苍白、皮肤湿冷、脉细而快、大汗淋漓、少尿、神志迟钝,甚至晕厥者为休克表现。

(6)心力衰竭:发生率为 32%～48%,主要为急性左心衰竭。表现为呼吸困难、咳嗽、发绀、烦躁等症状,重者可发生肺水肿。随后可发生颈静脉怒张、肝大、水肿等右心衰竭表现,伴血压下降。

3.体征

心率多增快,也可减慢,心律失常。心尖部第一心音减弱,可闻及"奔马律";除急性心肌梗死早期血压可增高外,几乎所有患者都有血压下降。

4.并发症

乳头肌功能失调或断裂、心脏破裂、栓塞、心室壁瘤、心肌梗死后综合征等。

**(五)辅助检查**

1.心电图

(1)ST 段抬高性心肌梗死心电图的特点:①ST 段抬高呈弓背向上型,在面向坏死区周围心肌损伤区的导联上出现。②宽而深的 Q 波(病理性 Q 波),在面向透壁心肌坏死区的导联上出现。③T波倒置，在面向损伤区周围心肌缺血区的导联上出现。

(2)非ST段抬高性心肌梗死心电图的特点：①无病理性Q波，有普遍性ST段压低≥0.1 mV，但aVR导联ST段抬高，或有对称性T波倒置，为心内膜下心肌梗死所致。②无病理性Q波，也无ST段变化，仅有T波倒置变化。

(3)ST段抬高心肌梗死的心电图演变过程：①在起病数小时内可无异常或出现异常高大两支不对称的T波，为超急性期改变。②数小时后，ST段明显抬高，弓背向上，与直立的T波连接，形成单向曲线；数小时至2天内出现病理性Q波同时R波减低，为急性期改变。③如果早期不进行治疗干预，抬高的ST段可在数天至2周内逐渐回到基线水平，T波逐渐平坦或倒置，为亚急性期改变。④数周至数月后，T波呈V形倒置，两支对称，为慢性期改变。T波倒置可永久存在，也可在数月至数年内逐渐恢复。

2.超声心动图

二维和M型超声心动图有助于了解心室壁的运动和左心室功能，诊断室壁瘤和乳头肌功能失调等。

3.放射性核检查

可显示心肌梗死的部位与范围，观察左心室壁的运动和左心室射血分数，有助于判定心室的功能、诊断梗死后造成的室壁运动失调和心室壁瘤。

**(六)治疗原则**

尽早使心肌血液再灌注(到达医院后30分钟内开始溶栓或90分钟内行介入治疗)，以挽救濒死的心肌，防止梗死面积扩大和缩小心肌缺血范围，保护和维持心脏功能，及时处理严重心律失常，泵衰竭和各种并发症，防治猝死，注重二级预防。

1.一般治疗

(1)休息：患者未行再灌注治疗前，应绝对卧床休息，保持环境安静，防止不良刺激，解除焦虑。

(2)给氧：常规给氧。

(3)监测：急性期应常规安置于心脏重症监护病房，进行心电、血压、呼吸监测3～5天，除颤仪处于随时备用状态。

(4)建立静脉通道：保持给药途径畅通。

2.药物治疗

(1)吗啡或哌替啶：吗啡2～4 mg或哌替啶50～100 mg肌内注射解除疼痛，

必要时 5～10 分钟后重复。注意低血压和呼吸功能抑制。

(2)硝酸酯类药物:通过扩张冠状动脉增加冠状动脉血流以增加静脉容量。但下壁心肌梗死、可疑右室心肌梗死或明显低血压[收缩压低于 12.0 kPa (90 mmHg)]的患者,不适合使用。

(3)阿司匹林:无禁忌者立即口服水溶性阿司匹林或嚼服肠溶性阿司匹林。一般首次剂量达到 150～300 mg,每天 1 次,3 天后,75～150 mg 每天 1 次长期维持。

3.再灌注心肌

(1)经皮冠状动脉介入治疗(percutaneous coronary intervention,PCI):有条件的医院对具备适应证的患者应尽快实施 PCI,可获得更好的治疗效果。

(2)溶栓疗法:无条件实行介入治疗或延误再灌注时机者,无禁忌证应立即(接诊后 30 分钟之内)溶栓治疗。发病 3 小时内,心肌梗死溶栓治疗血流完全灌注率高,获益最大。年龄≥75 岁者选择溶栓应慎重,并酌情减少溶栓药物剂量。

## 二、护理评估

### (一)一般评估

1.本次发病特点与目前病情

评估患者此次发病有无明显的诱因,胸痛发作的特征,尤其是起病的时间、疼痛剧烈程度、是否进行性加重,有无恶心、呕吐、乏力、头晕、呼吸困难等伴随症状,是否有心律失常、休克、心力衰竭的表现。

2.患病及治疗经过

评估患者有无心绞痛发作史,患病的起始时间,患病后的诊治过程,是否遵医嘱治疗,目前用药及有关的检查等。

3.危险因素评估

包括患者的年龄、性别、职业;有无家族史;了解患者有无肥胖、血脂异常、高血压、糖尿病等危险因素;有无摄入高脂饮食、吸烟等不良生活习惯,是否有充足的睡眠,有无锻炼身体的习惯;排便情况;了解工作与生活压力情况及性格特征等。

### (二)身体评估

1.一般状态

观察患者的精神意识状态,尤其注意有无面色苍白、表情痛苦、大汗或神志模糊、反应迟钝甚至晕厥等表现。

2.生命体征

观察体温、脉搏、呼吸、血压有无异常及其程度。

3.心脏听诊

注意心率、心律、心音的变化,有无奔马律、心脏杂音及肺部啰音等。

**(三)心理-社会评估**

急性心肌梗死时患者胸痛程度异常剧烈,可有濒死感,或行紧急溶栓、介入治疗,由此产生恐惧心理。由于心肌梗死使患者活动耐力和自理能力下降,生活上需要照顾;如患者入住冠心病重症监护室(CCU),面对一系列检查和治疗,加上对预后的担心、对工作于生活的影响等,易产生焦虑。

**(四)辅助检查结果的评估**

1.心电图

是否有心肌梗死的特征性、动态性变化,对心肌梗死者应加做右胸导联,判断有无右心室梗死。连续心电监测有无心律失常等。

2.血液检查

定时抽血检测血清心肌标志物;评估血常规检查有无白细胞计数增高及血清电解质、血糖、血脂等异常。

**(五)常用药物治疗效果的评估**

1.硝酸酯类

遵医嘱给予舌下含化,动态评估患者胸疼是否缓解,注意血压及心电图的变化。

2.β受体阻滞剂

评估患者是否知晓本药不可以随意停药或漏服,否则可引起心绞痛加剧或心肌梗死。交代患者饭前服,以保证药物疗效及患者安全用药。用药过程中的心率、血压、心电图检测,是否有诱发心力衰竭的可能性。

3.血管紧张素转换酶抑制剂(ACEI)

本药常有刺激性干咳,具有适量降低血压作用,防止心室重塑,预防心力衰竭。注意是否出现肾小球滤过率降低引起尿少;评估其有效性。出现干咳时,应评估干咳的原因,可能有以下因素引起。

(1)干咳由 ACEI 本身引起。

(2)肺内感染引起,本原因引起的干咳往往伴有气促。

(3)心力衰竭时也可引起干咳。

## 三、主要护理诊断/问题

### (一)疼痛

胸痛与心肌缺血坏死有关。

### (二)活动无耐力

与氧的供需失调有关。

### (三)有便秘的危险

与进食少、活动少、不习惯床上大小便有关。

### (四)潜在并发症

心力衰竭、猝死。

## 四、护理措施

### (一)休息指导

发病12小时内应绝对卧床休息,保持环境安静,限制探视,并告知患者和家属休息可以降低心肌耗氧量和交感神经兴奋性,有利于缓解疼痛,以取得合作。

### (二)饮食指导

起病后4～12小时内给予流质饮食,以减轻胃扩张。随后过渡到低脂、低胆固醇清淡饮食,提倡少食多餐。

### (三)给氧

鼻导管给氧,氧流量2～5 L/min,以增加心肌氧的供应,减轻缺血和疼痛。

### (四)心理护理

疼痛发作时应有专人陪伴,允许患者表达内心感受,给予心理支持,鼓励患者树立战胜疾病的信心。告知患者住进CCU后病情的任何变化都在医护人员的严密监护下,并能得到及时的治疗,以缓解患者的恐惧心理。简明扼要地解释疾病过程与治疗配合,说明不良情绪会增加心肌耗氧量而不利于病情的控制。医护人员应紧张有序的工作,避免忙乱给患者带来的不安全感。监护仪器的报警声应尽量调低,以免影响患者休息,增加患者心理负担。

### (五)止痛治疗的护理

遵医嘱给予吗啡或哌替啶止痛,注意有无呼吸抑制等不良反应。给予硝酸酯类药物时应随时检测血压的变化,维持收缩压在13.3 kPa(100 mmHg)及以上。

**(六)溶栓治疗的护理**

(1)询问患者是否有溶栓禁忌证。

(2)协助医师做好溶栓前血常规、出凝血时间和血型等检查。

(3)迅速建立静脉通路,遵医嘱正确给予溶栓药物,注意观察有无不良反应:①变态反应表现为寒战、发热、皮疹等;②低血压;③出血包括皮肤黏膜出血、血尿、便血、咯血、颅内出血等,一旦出现应紧急处理。

(4)溶栓疗效观察,可根据下列指标间接判断溶栓是否成功:①胸痛 2 小时内基本消失;②心电图 ST 段于 2 小时内回降>50%;③2 小时内出现再灌注性心律失常;④cTnI 或 cTnT 峰值提前至发病后 12 小时内,血清 CK-MB 峰值提前出线(14 小时以内)。上述 4 项中②和④最重要。也可根据冠脉造影直接判断溶栓是否成功。

**(七)健康教育**

除参见“心绞痛”的健康教育外,还应注意以下几点。

1.疾病知识指导

指导患者积极进行二级预防,防止再次梗死和其他心血管事件。急性心肌梗死恢复后的患者应调节饮食,可减少复发,即低饱和脂肪和低胆固醇饮食,要求饱和脂肪占总热量的 7%以下,胆固醇<200 mg/d。戒烟是心肌梗死后的二级预防中的重要措施,研究表明,急性心肌梗死后继续吸烟,再梗死和死亡的危险增高 22%～47%,每次随诊都必须了解并登记吸烟情况,积极劝导患者戒烟,并实施戒烟计划。

2.心理指导

心肌梗死后患者焦虑情绪多来自对今后工作及生活质量的担心,应予以充分理解并指导患者保持乐观、平和的心情,正确对待自己的病情。告诉家属对患者要积极配合与支持,为其创造一个良好的身心修养环境,生活中避免对其施加压力,当患者出现紧张、焦虑或烦躁等不良情绪时,应给予理解和疏导,必要时争取患者工作单位领导和同事的支持。

3.康复指导

加强运动康复锻炼,与患者一起制订个体化运动处方,指导患者出院后的运动康复训练。个人卫生、家务劳动、娱乐活动等也对患者有益。无并发症的患者,心肌梗死后 6～8 周可恢复性生活,性生活以不出现心率、呼吸增快持续 20～

30 分钟、胸痛、心悸持续时间不超过 15 分钟为度。经 2～4 个月体力活动锻炼后,酌情恢复部分或轻体力工作。但对重体力劳动、驾驶员、高空作业及其他精神紧张或工作量过大的工种,应予以更换。

4.用药指导与病情监测

心肌梗死后患者因用药多、时间久、药品贵等,往往用药依从性低。需要采取形式多样的健康教育途径,应强调药物治疗的必要性,指导患者按医嘱服药,列举不遵医行为导致严重后果的病例,让患者认识到遵医用药的重要性,告知药物的用法、作用和不良反应,并教会患者定时测脉搏、血压,发护嘱卡或个人用药手册,定期电话随访,使患者"知、信、行"统一,提高用药依从性。若胸痛发作频繁、程度较重、时间较长,服用硝酸酯制剂疗效较差时,提示急性心血管事件,应及时就医。

5.照顾者指导

心肌梗死是心脏性猝死的高危因素,应教会家属心肺复苏的基本技术以备急用。

6.及时就诊的指标

(1)胸口剧痛。

(2)剧痛放射至头、手臂、下颌。

(3)出现出汗、恶心甚至气促。

(4)自测脉搏＜60 次/分,应该暂停服药,来院就诊。

## 五、护理效果评估

(1)患者主诉疼痛症状消失。

(2)能叙述限制最大活动量的指征,参与制订并遵循活动计划,活动过程中无并发症,主诉活动时耐力增强。

(3)能陈述预防便秘的措施,未发生便秘。

(4)未发生猝死,或发生致命性心律失常时得到了及时发现和处理。

(5)能自觉避免心力衰竭的诱发因素,未发生心力衰竭或心力衰竭得到了及时发现和处理。

# 第五章

# 普外科护理

## 第一节　急性乳腺炎

### 一、疾病概述

#### (一)概念

急性乳腺炎是乳腺的急性化脓性感染。多发生于产后3～4周的哺乳期妇女,以初产妇最常见。主要致病菌为金黄色葡萄球菌,少数为链球菌。

#### (二)相关病理生理

急性乳腺炎开始时局部出现炎性肿块,数天后可形成单房或多房性的脓肿。表浅脓肿可向外破溃或破入乳管自乳头流出;深部脓肿不仅可向外破溃,也可向深部穿至乳房与胸肌间的疏松组织中,形成乳房后脓肿。感染严重者,还可并发脓毒血症。

#### (三)病因与诱因

1.乳汁淤积

乳汁是细菌繁殖的理想培养基,引起乳汁淤积的主要原因有:①乳头发育不良(过小或凹陷)妨碍哺乳。②乳汁过多或婴儿吸乳过少导致乳汁不能完全排空。③乳管不通(脱落上皮或衣服纤维堵塞),影响乳汁排出。

2.细菌入侵

当乳头破损时,细菌沿淋巴管入侵是感染的主要途径。细菌也可直接侵入乳管,上行至腺小叶而致感染。细菌主要来自婴儿口腔、母亲乳头或周围皮肤。多数发生于初产妇,因其缺乏哺乳经验;也可发生于断奶时,6个月以后的婴儿已经长牙,易致乳头损伤。

### (四)临床表现

1.局部表现

初期患侧乳房红、肿、胀、痛,可有压痛性肿块,随病情发展症状进行性加重,数天后可形成单房或多房性的脓肿。脓肿表浅时局部皮肤可有波动感和疼痛,脓肿向深部发展可穿至乳房与胸肌间的疏松组织中,形成乳房后脓肿和腋窝脓肿,并出现患侧腋窝淋巴结肿大、压痛。局部表现可有个体差异,应用抗生素治疗的患者,局部症状可被掩盖。

2.全身表现

感染严重者,可并发败血症,出现寒战、高热、脉快、食欲减退、全身不适、白细胞计数上升等症状。

### (五)辅助检查

(1)实验室检查:白细胞计数及中性粒细胞比例增多。

(2)B超检查:确定有无脓肿及脓肿的大小和位置。

(3)诊断性穿刺:在乳房肿块波动最明显处或压痛最明显的区域穿刺,抽出脓液可确诊脓肿已经形成。脓液应做细菌培养和药敏试验。

### (六)治疗原则

主要原则为控制感染,排空乳汁。脓肿形成以前以抗菌药治疗为主,脓肿形成后,需及时切开引流。

1.非手术治疗

(1)一般处理:①患乳停止哺乳,定时排空乳汁,消除乳汁淤积。②局部外敷,用25%硫酸镁湿敷,或采用中药蒲公英外敷,也可用物理疗法促进炎症吸收。

(2)全身抗菌治疗:原则为早期、足量应用抗生素。针对革兰氏阳性球菌有效的药物,如青霉素、头孢菌素等。由于抗生素可被分泌至乳汁,故避免使用对婴儿有不良影响的抗菌药,如四环素、氨基糖苷类、磺胺类和甲硝唑。如治疗后病情无明显改善,则应重复穿刺以了解有无脓肿形成,或根据脓液的细菌培养和药敏试验结果选用抗生素。

(3)中止乳汁分泌:患者治疗期间一般不停止哺乳,因停止哺乳不仅影响婴儿的喂养,且提供了乳汁淤积的机会。但患侧乳房应停止哺乳,并以吸乳器或手法按摩排出乳汁,局部热敷。若感染严重或脓肿引流后并发乳瘘(切口常出现乳汁)需回乳,常用方法:①口服溴隐亭 1.25 mg,每天 2 次,服用 7～14 天;或口服已烯雌酚 1～2 mg，每天 3 次，2～3 天。②肌内注射苯甲酸雌二醇，每次 2 mg，每天 1 次，至乳汁分泌停止。③中药炒麦芽，每天 60 mg，分 2 次煎服或芒硝外敷。

2.手术治疗

脓肿形成后切开引流。于压痛、波动最明显处先穿刺抽吸取得脓液后，于该处切开放置引流，脓液做细菌培养及药物敏感试验。脓肿切开引流时注意：①切口一般呈放射状，避免损伤乳管引起乳瘘；乳晕部脓肿沿乳晕边缘做弧形切口；乳房深部较大脓肿或乳房后脓肿，沿乳房下缘做弧形切口，经乳房后间隙引流。②分离多房脓肿的房间隔以利引流。③为保证引流通畅，引流条应放在脓腔最低部位，必要时另加切口作对口引流。

## 二、护理评估

### (一)一般评估

1.生命体征(T、P、R、BP)

评估是否有体温升高，脉搏加快。急性乳腺炎患者通常有发热，可有低热或高热；发热时呼吸、脉搏加快。

2.患者主诉

询问患者是否为初产妇，有无乳腺炎、乳房肿块、乳头异常溢液等病史；询问有无乳头内陷；评估有无不良哺乳习惯，如婴儿含乳睡觉、乳头未每天清洁等；询问有无乳房胀痛，浑身发热、无力、寒战等症状。

3.相关记录

体温、脉搏、皮肤异常等记录结果。

### (二)身体评估

1.视诊

乳房皮肤有无红、肿、破溃、流脓等异常情况；乳房皮肤红肿的开始时间、位置、范围、进展情况。

2.触诊

评估乳房乳汁淤积的位置、范围、程度及进展情况；乳房有无肿块，乳房皮下有无波动感，脓肿是否形成，脓肿形成的位置、大小。

### (三)心理-社会评估

评估患者心理状况，是否担心婴儿喂养与发育、乳房功能及形态改变。

#### (四)辅助检查阳性结果评估

患者血常规检查示血白细胞计数及中性粒细胞比例升高提示有炎症的存在;根据B超检查的结果判断脓肿的大小及位置,诊断性穿刺后方可确诊脓肿形成;根据脓液的药物敏感试验选择抗生素。

#### (五)治疗效果的评估

1.非手术治疗评估要点

应用抗生素是否有效果,乳腺炎症是否得到控制,患者体温是否恢复正常;回乳措施是否起效,乳汁淤积情况有无改善,患者乳房肿胀疼痛有无减轻或加重;患者是否了解哺乳卫生和预防乳腺炎的知识,情绪是否稳定。

2.手术治疗评估要点

手术切开排脓是否彻底;伤口愈合情况是否良好。

### 三、主要护理诊断(问题)

(1)疼痛:与乳汁淤积、乳房急性炎症使乳房压力显著增加有关。

(2)体温过高:与乳腺急性化脓性感染有关。

(3)知识缺乏:与不了解乳房保健和正确哺乳知识有关。

(4)潜在并发症:乳瘘。

### 四、护理措施

#### (一)缓解疼痛

1.防止乳汁淤积

患乳暂停哺乳,定时用吸乳器吸净乳汁。

2.按摩、热敷

每天定时给予手法按摩、辅助热敷物理治疗,疏通阻塞的乳腺管,刺激乳窦,使乳汁流畅,淤积的硬块消散,预防乳腺脓肿发生。

3.托起乳房

用三角巾或宽松胸罩拖起患侧乳房,减轻疼痛和肿胀。

#### (二)控制体温和感染

1.控制感染

遵医嘱抽血培养和药物敏感试验,使用抗菌药物并观察疗效。

2.病情观察

定时测量体温、脉搏、呼吸,监测白细胞、中性粒细胞变化。

3.高热护理

发热期间予温水擦浴、冰袋降温等物理降温，必要时遵医嘱予药物降温；伴有畏寒、发抖等症状者，注意保暖；保持口腔和皮肤清洁。

**(三)脓肿切开引流术后护理**

保持引流通畅，观察引流液的量、性状、颜色及气味变化，及时更换敷料。

**(四)用药护理**

遵医嘱早期使用抗菌药，根据药物敏感试验选择合适的抗菌药，注意评估患者有无药物不良反应。

**(五)饮食与运动**

给予高蛋白、高维生素、低脂肪食物，保证足量水分摄入。注意休息，适当运动，劳逸结合。

**(六)心理护理**

观察了解患者心理状况，给予必要的疾病有关的知识宣教，抚慰其紧张急躁情绪。

**(七)健康教育**

1.保持乳头和乳晕清洁

每次哺乳前后清洁乳头，保持局部干燥清洁。

2.纠正乳头内陷

妊娠期每天挤捏、提拉乳头。

3.养成良好的哺乳习惯

定时哺乳，每次哺乳时让婴儿吸净乳汁，如有淤积及时用吸乳器或手法按摩排出乳汁；培养婴儿不含乳头睡眠的习惯；注意婴儿口腔卫生，及时治疗婴儿口腔炎症。

4.及时处理乳头破损

乳晕破损或皲裂时暂停哺乳，用吸乳器吸出乳汁哺乳婴儿；局部用温水清洁后涂以抗菌药软膏，待愈合后再行哺乳；症状严重时及时诊治。

## 五、护理评价

(1)患者的乳汁淤积情况有无改善，是否学会正确排出淤积乳汁的方法，是否坚持每天挤出已经淤积的乳汁，回乳措施是否产生效果，乳房胀痛有无逐渐减轻。

(2)患者乳房皮肤的红肿情况有无好转,乳房皮肤有无溃烂,乳房肿块有无消失或增大。

(3)患者应用抗生素后体温有无恢复正常,炎症有无消退,炎症有无进一步发展为脓肿。

(4)患者脓肿有无及时切开引流,伤口愈合情况是否良好。

(5)患者是否了解哺乳卫生和预防乳腺炎的知识,焦虑情绪是否改善。

## 第二节　急性阑尾炎

### 一、概念

急性阑尾炎是外科最常见的急腹症之一,多发生于青壮年,以 20～30 岁为多,男性比女性发病率高。若能正确处理,绝大多数患者可以治愈,但如延误诊断治疗,可引起严重并发症,甚至造成死亡。

根据急性阑尾炎发病过程的病理解剖学变化,分为 4 种类型。

#### (一)急性单纯性阑尾炎

炎症主要侵及黏膜和黏膜下层,渐向肌层和浆膜层扩散。阑尾外观轻度肿胀,黏膜和黏膜下层充血、水肿,黏膜表面有小溃疡和出血点。浆膜轻度充血,表面可有少量纤维素性渗出物。

#### (二)急性化脓性阑尾炎

炎症主要侵及肌层和浆膜层。此时阑尾明显肿胀,阑尾黏膜的溃疡面加大,阑尾腔内有积脓。浆膜高度充血,有脓性渗出物。阑尾周围的腹腔内有少量混浊液。

#### (三)坏疽性及穿孔性阑尾炎

阑尾管壁坏死或部分坏死,呈暗紫色或黑色。如管腔梗阻又合并管壁坏死时,2/3 病例可发生穿孔,穿孔后可引起急性弥漫性腹膜炎。

#### (四)阑尾周围脓肿

急性阑尾炎化脓坏疽时,大网膜将坏疽阑尾包裹或将穿孔后形成的弥漫性腹膜炎局限,出现炎性肿块或形成阑尾周围脓肿。急性阑尾炎与阑尾管腔堵塞、胃肠道疾病影响、细菌入侵等因素有关。

## 二、临床表现

### (一)腹痛

典型的急性阑尾炎多起于中上腹和脐周，数小时后腹痛转移并固定于右下腹，腹痛为持续性，阵发性加剧。早期阶段是由于管腔扩张和管壁肌收缩引起的内脏神经反射性疼痛，常不能确切定位。当阑尾炎症波及浆膜层和壁腹膜时，因后者受体神经支配，痛觉敏感，定位确切，疼痛即固定于右下腹。转移性右下腹痛是阑尾炎特征性的症状。据统计70%～80%急性阑尾炎患者具有这种典型的转移性腹痛的特点。不同病理类型阑尾炎的腹痛有差异。如单纯性阑尾炎是轻度隐痛；化脓性阑尾炎呈阵发性胀痛和剧痛；坏疽性阑尾炎呈持续性剧烈腹痛；穿孔性阑尾炎因阑尾管腔压力骤减，腹痛可暂时减轻，但出现腹膜炎后，腹痛呈持续性加剧。

### (二)胃肠道症状

食欲缺乏、恶心、呕吐常很早发生，但多不严重，一部分患者可有腹泻(青年人多见)或便秘(老年人多见)等。盆腔位阑尾炎时，炎症刺激直肠和膀胱，可引起里急后重和排尿痛。并发弥漫性腹膜炎时，可出现腹胀。

### (三)全身症状

早期体温多正常或低热，体温在38 ℃以下，患者有乏力、头痛等。化脓性阑尾炎坏疽穿孔后，体温明显升高，全身中毒症状重。如有寒战、高热、黄疸，应考虑为化脓性门静脉炎。

### (四)体征

1.右下腹压痛

右下腹压痛是急性阑尾炎最重要的体征。压痛点常在脐与右髂前上棘连线中、外1/3交界处，也称为麦氏(Mcburney)点。随阑尾解剖位置的变异，压痛点可改变，但压痛点始终在一个固定的位置上，右下腹固定压痛是早期阑尾炎诊断的重要依据。

2.反跳痛(Blumberg征)

用手指深压阑尾部位后迅速抬起手指，患者感到剧烈腹痛为反跳痛，表明炎症已经波及壁腹膜。

3.腹肌紧张

化脓性阑尾炎时，可出现腹肌紧张，阑尾炎坏疽穿孔时则更为明显。检查腹肌时，腹部两侧及上下应对比触诊，可准确判断有无腹肌紧张及其紧张程度。

4.结肠充气试验

用一手压住左下腹降结肠部，再用另一手反复压迫近侧结肠部，结肠内积气即可传至盲肠和阑尾部位，引起右下腹痛感者为阳性。

5.腰大肌试验

患者取左侧卧位，将右下肢向后过伸，引起右下腹痛者为阳性。提示阑尾位置靠后，炎症波及腰大肌(即后位阑尾炎)。

6.闭孔肌试验

患者取仰卧位，右髋和右膝均屈曲90°，并将右股向内旋转，引起右下腹痛者为阳性，说明阑尾位置较低，炎症已波及闭孔肌(即低位性阑尾炎)。

7.直肠指诊

盆腔阑尾炎，直肠右前方可有触痛；盆腔脓肿者，可触及有弹性感的压缩包块。

## 三、辅助检查

### (一)实验室检查

多数急性阑尾炎患者的白细胞计数及中性粒细胞比例增高；尿常规检查可见有少量红细胞及白细胞。

### (二)腹部X线平片检查

少数患者可发现阑尾粪石。

## 四、护理措施

急性阑尾炎诊断明确后，如无手术禁忌，原则上应早期手术治疗，既安全，又可防止并发症的发生。非手术治疗仅适用于早期单纯性阑尾炎或有手术禁忌证者。

### (一)非手术治疗的护理

(1)体位：取半卧位卧床休息。

(2)禁食：减少肠蠕动，利于炎症局限，禁食期间给静脉补液。

(3)密切观察病情变化。①腹部症状和体征的变化：观察期间如腹痛突然减轻，并有明显的腹膜刺激征，且范围扩大，提示阑尾已穿孔，应立即手术治疗。②全身情况：观察精神状态，每4～6小时测量体温、脉搏、呼吸1次，若出现寒战、高热、黄疸，可能为门静脉炎，应及时通知医师处理。③观察期间每6～12小时查血常规1次。

(4)非手术治疗期间禁用吗啡类镇痛剂,以免掩盖病情。同时禁服泻药及灌肠,以免肠蠕动加快,肠内压增高,导致阑尾穿孔或炎症扩散。

(5)使用有效的抗生素抗感染。

(6)做好术前准备:非手术治疗期间如确定患者需手术治疗,应做好术前准备。

**(二)术后护理**

(1)卧位:术后血压平稳后,取半卧位,使炎性液体流至盆腔,防止膈下感染。

(2)饮食:通常在排气后进食。

(3)早期活动:术后24小时可起床活动,促进肠蠕动恢复,防止肠粘连,增进血液循环,促进伤口愈合。

(4)应用抗生素:化脓性或坏疽穿孔性阑尾炎术后应选用有效抗生素。

(5)做好腹腔引流管护理:保持引流通畅,并做好观察记录。根据病情变化,可在术后48～72小时酌情拔除。

(6)术后并发症的观察与护理。①切口感染:多因手术时污染伤口、腹腔引流不畅所致,阑尾坏疽或穿孔者尤易发生。术后3～5天体温逐渐升高,患者感觉伤口疼痛,切口周围皮肤有红肿、触痛,应及时发现并报告医师进行处理。②腹腔脓肿:由于腹腔残余感染或阑尾残端处理不当所致。常发生于术后5～7天。表现为体温持续升高或下降后又上升,有腹痛、腹胀、腹部包块,及里急后重感。应采取半卧位,使脓液流入盆腔,减少中毒反应。同时使用抗生素,未见好转者,应及时行手术切开引流。③腹腔出血:少见,但很严重。由于阑尾动脉结扎线脱落所致。常发生于术后几小时至数天内。患者有腹痛、腹胀,并伴有面色苍白、脉速、出冷汗、血压下降等出血性休克症状。必须立即平卧,氧气吸入,并与医师联系,静脉输血、输液,必要时手术止血。④粪瘘:少见。由于阑尾残端结扎线脱落或手术时误伤肠管所致。感染较局限,患者表现为持续低热、腹痛、切口不能愈合且有粪水不断地从肠腔流至腹腔或腹壁外。应及时更换伤口敷料,应用抗生素治疗后大多能治愈。如长期不能愈合,则需手术修补。

# 第六章

# 骨 科 护 理

## 第一节 颈 椎 病

颈椎病指因颈椎间盘本身退变及其继发性改变刺激或压迫相邻脊髓、神经、血管和食管等组织引起相应的症状或体征。依次以 $C_{5\sim6}$、$C_{4\sim5}$、$C_{6\sim7}$ 为好发部位，以中老年人、男性多见。

### 一、病因与发病机制

#### （一）颈椎间盘退行性变

颈椎间盘退行性变是颈椎病发生和发展中最基本的原因。

颈椎是脊椎骨中体积最小、活动度最大的椎体，很容易引起退行性变。退变导致椎间盘生物力学性能改变，继而纤维环的胶原纤维变性、出现裂隙。在外力作用下髓核可从此裂隙向后方突出。由于纤维环血运缺乏和生物力学改变，断裂的纤维难以愈合，使髓核的营养障碍。同时，椎间盘高度下降，颈椎出现不稳，形成凸向椎体前方或凸向椎管内的骨赘。逐渐累及软骨下骨产生创伤性关节炎，引起颈痛和颈椎运动受限。在椎间盘、椎骨退变的基础上，连接颈椎的前/后纵韧带、黄韧带及项韧带发生松弛使颈椎失去稳定性，逐渐增生、肥厚，特别当后纵韧带及黄韧带增生情况下，椎管和椎间孔容积变小。颈椎间盘退变进展到一定程度，就会影响脊髓、神经和椎动脉等，产生相应的症状。

#### （二）颈椎骨慢性劳损

长期的屈颈工作姿势和不良的睡眠姿势导致颈椎骨慢性劳损。而慢性劳损是颈椎关节退行性变的主要影响因素。

### (三)发育性颈椎椎管狭窄

颈椎先天性椎管狭窄者更易发生退变，而产生临床症状和体征。

### (四)其他因素

颈椎外伤、运动型损伤、交通意外等都可引起颈椎病。

## 二、分型

根据受压部位和临床表现分为以下几种。

### (一)神经根型颈椎病

占颈椎病的50%～60%，是最常见类型。本型主要由于颈椎间盘向后外侧突出，钩椎关节或椎间关节增生、肥大，刺激或压迫神经根所致。

### (二)脊髓型颈椎病

占颈椎病的10%～15%。颈椎退变致中央后突之髓核、椎体后缘骨赘、增生肥厚的黄韧带及钙化的后纵韧带等压迫脊髓，为颈椎病诸型中症状最严重的类型。

### (三)椎动脉型颈椎病

由于颈椎退变机械性与颈椎节段性不稳定因素，致使椎动脉受到刺激或压迫。

### (四)交感神经型颈椎病

本型发病机制尚不明确，可能和颈椎各种结构病变刺激或压迫颈椎旁的交感神经节后纤维所致。

## 三、临床表现

### (一)神经根型颈椎病

表现为：①神经干性痛或神经丛性痛，神经末梢受到刺激时，出现颈痛和颈部僵硬。病变累及神经根时，则有明显的颈痛和上肢痛。患者表现为颈肩痛、前臂桡侧痛、手的桡侧3指痛。②感觉障碍、感觉减弱和感觉过敏等。上肢有沉重感，可有皮肤麻木或过敏等感觉。③神经支配区的肌力减退、肌萎缩，以大小鱼际和骨间肌为明显。压头试验阳性，表现为颈痛并向患侧手臂放射等诱发根性疼痛。

### (二)脊髓型颈椎病

表现为：①颈痛不明显，主要表现为手足无力、麻木，双手持物不稳，握力减退，手不能做精细活动。走路不稳，有足踩棉花感。胸腹部有紧束感。后期可出现大小便功能障碍。②上、下肢感觉、运动和括约肌功能障碍，肌力减弱，四肢腱反射活跃，而腹壁反射、提睾反射、肛门反射减弱甚至消失。Hoffmann 征、Babinski 征、髌阵挛、踝阵挛等阳性。

### (三)椎动脉型颈椎病

表现为一过性脑或脊髓缺血症状，如头痛、眩晕、听力减退、视力障碍、语言不清、猝倒等。头部活动时可诱发或加重，体位改变或血供恢复后症状可缓解。椎动脉周围的交感神经纤维受压后，也可出现自主神经症状。

### (四)交感神经型颈椎病

交感型颈椎病多与长期低头、伏案工作有关，体征较少，症状较多，表现为颈痛、头痛头晕，面部或躯干麻木发凉、痛觉迟钝、无汗或多汗，眼睛干涩或流泪，瞳孔扩大或缩小，听力减退，视力障碍或失眠，记忆力减退，也可以表现为血压不稳定、心悸、心律失常、胃肠功能减退等症状。

## 四、实验室及其他检查

临床诊断必须依据临床表现结合影像学检查，而不能单独依靠影像学诊断作为诊断颈椎病的依据。

### (一)X 线检查

可示颈椎曲度改变，生理前凸减小、消失或反常，椎间隙狭窄，椎体后缘骨赘形成，椎间孔狭窄。在动力位过伸、过屈位摄片可示颈椎节段性不稳定。表现为在颈椎过伸和过屈位时椎间位移距离$>3$ mm。颈椎管测量狭窄，矢状径$<13$ mm。

### (二)CT 检查

可示颈椎间盘突出，颈椎管矢状径变小，黄韧带肥厚，硬膜间隙脂肪消失，脊髓受压。

### (三)MRI 检查

$T_2$ 像硬膜囊间隙消失，椎间盘呈低信号，脊髓受压或脊髓内出现高信号区。$T_1$ 像示椎间盘向椎管内突入等。

## 五、治疗要点

### (一)非手术治疗

椎动脉型、神经根型和交感型颈椎病一般能经非手术治疗而治愈。

(1)颈椎牵引:临床常用的是枕颌带牵引,取坐位或卧位,头微屈,牵引重量3～5 kg,每天2～3 次,每次 20～30 分钟。也可行持续牵引,每天 6～8 小时,2 周为 1 个疗程。脊髓型一般不采用此方法。

(2)理疗按摩:可以改善局部血循环,减轻肌痉挛,次数不宜过多,手法不宜过重,脊髓型颈椎病不宜采用推拿按摩。

(3)改善不良工作体位和保持良好的睡眠姿势。

(4)可以对症服用复方丹参片和硫酸软骨素等。

**(二)手术治疗**

经保守治疗半年后效果不明显影响到正常生活和工作,神经根性疼痛剧烈,保守治疗无效,上肢一些肌肉无力萎缩,经保守治疗后仍有发展趋势者,则应采取手术治疗。

对于脊髓型颈椎病,应在确诊后及时手术治疗。根据颈椎病变情况可选择颈椎前路手术、前外侧手术和后路手术。手术包括切除压迫脊髓、神经的组织,行颈椎融合术,以增加颈椎的稳定性。

## 六、护理评估

### (一)术前评估

1.一般情况

(1)一般资料:性别、年龄、职业等。

(2)既往史:有无颈肩部急、慢性损伤史和肩部长期固定史,以往的治疗方法和效果。

(3)家族史:家中有无类似病史。

2.身体状况

(1)局部:疼痛的部位和性质,诱发及加重的因素,缓解疼痛的措施及效果,有无四肢的感觉、活动、肌力及躯干的紧束感。

(2)全身:意识状态和生命体征,生活能力,有无大小便失禁。

(3)辅助检查:患者的各项检查有无阳性发现。

3.心理-社会状况

观察患者的情绪,了解其对疾病的认知程度及对手术的了解程度。评估患者的家庭支持系统对患者的支持帮助能力等。

### (二)术后评估

1.手术情况

麻醉方式、手术名称、术中情况、引流管的数量和位置等。

2.身体状况

动态评估生命体征、伤口情况及引流液颜色、性状、量。评估患者有无排尿困难和尿潴留，有无并发症发生的征象等。

## 七、常见护理诊断/问题

(1)低效性呼吸形态：与颈髓水肿、术后颈部水肿有关。

(2)有受伤害的危险：与肢体无力及眩晕有关。

(3)潜在并发症：术后出血、脊髓神经损伤。

(4)躯体功能活动障碍：与颈肩痛及活动受限有关。

## 八、护理目标

(1)患者呼吸正常、有效。

(2)患者安全、无眩晕和意外发生。

(3)术后出血、脊髓神经损伤等并发症得到有效预防或及时发现和处理。

(4)患者肢体感觉和活动能力逐渐恢复正常。

## 九、护理要点

### (一)病情观察

重点观察患者有无眩晕、头痛、耳鸣、视力模糊、猝倒、颈肩痛、肢体萎缩等症状，及患者的工作姿势、休息姿势。

### (二)非手术治疗的护理

1.病情观察

观察患者颈部及上肢是否有麻木、压痛，活动是否受限。牵引过程中保持牵引的有效性，观察有无头晕、心悸、恶心等症状，如发现上述症状及时调整牵引。

2.心理护理

颈椎病病程缓慢，治疗过程漫长，并且没有特效药物。应鼓励患者说出内心感受，积极解答其提出的问题，增加信心，消除焦虑、悲观的心理。

### (三)手术护理

1.术前护理

(1)心理护理:向患者介绍手术全过程,指导患者调节情绪、缓解焦虑以配合医师手术。

(2)拟行颈椎后路手术的患者,术中需要俯卧时间较长,因此要在术前进行体位训练,以适应术中卧位。拟行颈椎前路手术的患者,为适应术中牵拉气管,可做正确、系统的气管推移训练。

(3)训练床上大小便。

(4)进行深呼吸及有效咳嗽训练,防止术后肺不张、坠积性肺炎的发生。

2.术后护理

(1)密切观察生命体征的变化,尤其是呼吸功能,及时发现因颈椎前路手术牵拉气管后产生黏膜水肿、呼吸困难。

(2)术后搬动患者时保持颈部平直,切忌扭转,术后患者平卧位,维持脊柱平直,颈肩两侧沙袋固定。颈部垫软枕,保持颈部稍前屈的生理弯曲。

(3)观察伤口敷料渗血情况,引流液的颜色、性质、量,准确记录。发现切口肿胀、发音改变、呼吸困难,要迅速配合医师拆开缝线、取出血肿。如症状不缓解可行气管切开。

### (四)健康指导

对于非手术治疗患者,嘱保持正确的工作姿势,经常变换体位。卧床休息时选择高低合适的枕头,以保持脊椎的生理弯曲。根据患者情况行肢体的主动和被动活动。增强肌肉的力量,防止肌肉萎缩和关节僵硬。对手术患者在术后第1天可指导进行上、下肢的小关节主、被动功能锻炼。术后2～3天可进行上肢的抓握训练,下肢的屈伸训练。术后3～5天可带颈托下床活动。颈围固定要延续到术后3～4个月,逐步解除固定。注意寒冷季节保暖。

## 十、护理评价

通过治疗患者是否:①维持正常、有效的呼吸。②未发生意外发伤害、能陈述预防受伤的方法。③未发生并发症,若发生得到及时处理和护理。④患者肢体感觉和活动能力逐渐恢复正常。

# 第二节 四 肢 骨 折

## 一、概述

四肢骨折包括上肢骨折、下肢骨折，常见的有锁骨骨折、肱骨干骨折、肱骨髁上骨折、尺桡骨骨折、股骨颈骨折、股骨干骨折、胫腓骨骨折等。

### (一)护理评估

1.术前评估

(1)健康史。①一般情况：患者的年龄、职业特点、运动爱好、日常饮食结构、有无酗酒等。②受伤情况：了解患者受伤的原因、部位和时间、受伤时的体位和环境、外力作用的方式、方向和性质、伤后患者功能障碍及伤情发展情况、急救处理经过等。③既往史：重点了解与骨折愈合有关的因素，如患者有无骨质疏松、骨折、骨肿瘤病史或手术史。④服药史：患者近期有无服用激素类药物及药物过敏史等。

(2)身体状况。①全身：评估患者有无威胁生命的严重并发症；观察意识和生命体征；观察有无低血容量性休克的症状。②局部：评估患者骨折部位活动及关节活动范围，有无骨折局部特有特征和一般表现；皮肤是否完整，开放性损伤的范围、程度和污染情况；有无其他并发症。

(3)心理及社会因素：患者的心理状态取决于损伤的范围和程度。多发性损伤患者多寻住院和手术治疗，由此形成的压力影响患者和家庭成员的心理状态和相互关系。故应评估患者和家属的心理状态、家庭经济情况及社会支持系统。

(4)辅助检查：评估患者的影像学和实验室检查结果，以帮助判断病情和预后。

2.术后评估

(1)固定情况：评估切开复位固定术是否维持有效状态。

(2)并发症：评估术后是否出现并发症。

(3)康复程度：患者是否按照计划进行功能锻炼，功能恢复情况及有无活动功能障碍引起的并发症。

(4)心理状态和认知程度：评估患者对康复训练和早期活动是否配合，对出院后的继续治疗是否了解。

### (二)常见护理诊断/问题

(1)有周围神经、血管功能障碍的危险:与骨和软组织创伤、石膏固定不当有关。

(2)疼痛:与骨折、软组织损伤、肌痉挛和水肿有关。

(3)有感染的危险:与组织损伤、开放性骨折、牵引或应用外固定架有关。

(4)潜在并发症:休克、肌萎缩、关节僵硬、骨筋膜室综合征、深静脉血栓形成等。

### (三)护理目标

(1)维持正常的组织灌注,皮肤温度和颜色保持正常,末梢动脉搏动有利。

(2)患者疼痛逐渐减轻直至消失,感觉舒适。

(3)患者未发生骨或软组织感染等并发症。

(4)患者能独立行走或借助助行器行走,能自我护理并掌握功能锻炼和康复知识。

### (四)护理措施

1.现场急救

(1)抢救生命:骨折患者,尤其是严重骨折者,往往合并其他组织和器官的损伤。应检查患者全身情况,首先处理休克、昏迷、呼吸困难、窒息或大出血等可能威胁患者生命的紧急情况。

(2)包扎止血:绝大多数伤口出血可用加压包扎止血。大出血出血时可用止血带止血,最好使用充气止血带,并应记录所用压力和时间。止血带应每40~60分钟放松1次,放松时间以局部血流恢复、组织略有新鲜渗血为宜。若骨折端已戳出伤口并已污染,又未压迫重要血管或神经,则不应现场复位,以免将污染物带到伤口深处。若在包扎时骨折端自行滑入上口内,应做好记录,以便入院后清创时进一步处理。

(3)妥善固定:凡疑有骨折者均应按骨折处理。对闭合性骨折者在急救时不必脱去患肢的衣裤和鞋袜,肿胀严重者可用剪刀剪开衣袖和裤脚。骨折有明显畸形,并有穿破软组织或损伤附近重要血管、神经的危险时,可适当牵引患肢,使之变直后再行固定。

(4)迅速转运:患者经初步处理后,应尽快转运至就近医院进行治疗。

2.一般护理

(1)疼痛护理:根据疼痛原因进行对症处理。若因创伤骨折引起的疼痛,现场急救中给予临时固定可缓解疼痛。若因伤口感染引起，应及时清创并应用抗生素治疗。疼痛较轻时可鼓励患者听音乐或看电视转移注意力。疼痛严重时遵医嘱给予止痛药。

(2)患肢缺血护理：骨折局部内出血、包扎过紧、不正确使用止血带或患肢严重肿胀等原因均可导致患肢血液循环障碍。应严密观察肢端有无剧痛、麻木、皮温降低、皮肤苍白或青紫、脉搏减弱或消失等血液灌注不足的表现。一旦出现应对因对症处理。

(3)并发症的观察和预防：观察患者意识和生命体征、患肢远端感觉、运动和末梢血液循环等，若发现骨折早期和晚期并发症，应及时报告医师，采取相应处理措施。

(4)心理护理：向患者及家属解释骨折的愈合是一个循序渐进的过程，充分固定能为骨折断端连接提供良好的条件，正确的功能锻炼可以促进断端生长愈合和患肢功能恢复。对骨折可能遗留残疾的患者，应鼓励患者表达自己的思想，减轻患者及家属的心理负担。

(5)生活护理：指导患者在患肢固定期间进行力所能及的活动，为其提供必要的帮助，如协助进食、进水和翻身等。

(6)加强营养：指导患者进食高蛋白、高维生素、高热量的食物，多饮水。

**(五)健康教育**

1.安全指导

指导患者及家属评估家庭环境的安全，妥善放置可能影响患者活动的障碍物，如散放的家具。指导患者安全使用步行辅助器械或轮椅。行走练习时需有人陪伴，以防跌倒。

2.功能锻炼

告知患者出院后坚持功能锻炼的意义和方法。指导家属如何协助患者完成各种活动。

3.复查

告知患者若骨折远端肢体肿胀或疼痛明显加重，肢体感觉麻木、肢端发凉，夹板、石膏或外固定器松动等，立即到医院复查并评估功能恢复情况。

**(六)护理评价**

(1)主诉骨折部位疼痛减轻或消失，感觉舒适。

(2)肢端维持正常的组织灌注，皮肤温度和颜色正常，末梢动脉搏动有力。

(3)出现并发症时被及时发现和处理。

## 二、锁骨骨折

锁骨是上肢与躯干的连接和支撑装置,呈S形。中外1/3是锁骨的力学薄弱部,骨折时容易受损。锁骨后方有锁骨下血管、臂丛神经,骨折可损伤这些血管、神经。

### (一)病因与发病机制

锁骨骨折多数病例由间接暴力引起。多见于侧方摔倒时,肩、手或肘部着地。力传导至锁骨,发生斜形或横形骨折。直接暴力可由胸上方撞击锁骨,导致粉碎性骨折,较少见。骨折后若移位明显,可引起臂丛神经及锁骨下血管的损伤。

### (二)临床表现

锁骨骨折后,出现肿胀、瘀斑和局部压痛,为减少肩部活动导致的疼痛,患者常用健手托住肘部,头部偏向患侧,以减轻胸锁乳突肌牵拉骨折近端而导致疼痛。查体时,常有局限性压痛和骨摩擦感。

### (三)实验室及其他检查

上胸部的正位和45°斜位X线检查可发现骨折移位情况。CT扫描可查锁骨外端关节面。

### (四)诊断要点

根据物理学检查和临床症状,可对锁骨骨折做出诊断。在无移位或儿童的青枝骨折时,单靠物理检查有时难以做出正确诊断,须经X线或CT进一步检查。

### (五)治疗要点

1.非手术治疗

儿童的青枝骨折及成人的无移位骨折可不做特殊治疗。采用三角巾悬吊患肢3～6周。成人有移位的中段骨折,采用手法复位后横形“8”字绷带固定6～8周。

2.手术治疗

当骨折移位明显,手法复位困难,有骨片刺入深部组织手法复位可能造成严重后果,手法复位失败,对肩部活动要求高者,多采取手术治疗。切开复位时,根据骨折部位、类型及移位情况选择钢板、螺钉或克氏针进行固定。

#### (六)护理要点

1.保持有效的护理

横形“8”字绷带或锁骨带同定者,宜睡硬板床,采取平卧或半卧位,使两肩外展后伸。同时要观察皮肤的颜色,如皮肤苍白发紫,温度降低,感觉麻木,提示绷带固定较紧。要尽量使双肩后伸外展,并双手叉腰,症状一般能缓解,不缓解,调整绷带。

2.健康指导

(1)功能锻炼:骨折复位 2～3 天后可开始做掌指关节、腕肘关节的旋转舒缩等主动活动。受伤 4 周后,外固定被解除,此期功能锻炼的常用的方法有关节牵伸活动,肩的内外摆动,手握小杠铃做肩部的前上举、侧后举和体后上举。

(2)出院指导:告知患者有效固定的重要意义,横形“8”字绷带或锁骨带固定后,经常做挺胸、提肩、双手叉腰动作,缓解对腋下神经、血管的压迫。强调坚持功能锻炼的重要性,循序渐进地进行肩关节的锻炼。定期复查、监测骨折愈合情况。

### 三、肱骨干骨折

肱骨外科颈下 1～2 cm 至肱骨髁上 2 cm 段内的骨折称为肱骨干骨折。常见于青年和中年人。

#### (一)病因与发病机制

肱骨干骨折可由直接暴力或间接暴力所致。直接暴力指暴力从外侧肱骨干中段打击,至横形或粉碎性骨折,多为开放骨折。间接暴力多见于手或肘部着地,向上传导的力,加上身体倾倒时产生的剪式应力,可致肱骨中下 1/3 的斜形或螺旋形骨折。骨折后是否移位取决于外力作用的大小、方向、骨折的部位和肌肉牵拉方向等。可引起骨折端分离或旋转畸形。大多数有成角、短缩及旋转畸形。

#### (二)临床表现

骨折后,出现上臂疼痛、肿胀、畸形、皮下瘀斑和功能障碍。肱骨干可有假关节活动、骨摩擦感、骨传导音减弱或消失和患肢缩短。合并桡神经损伤时,可出现垂腕、拇指不能外展、手指掌指关节不能背伸、前臂不能旋后、手背桡侧皮肤感觉障碍等。

#### (三)实验室及其他检查

正、侧位 X 线片可确定骨折类型、移位方向。应包括骨折的近端及肩关节,或远端及肘关节。

**(四)诊断要点**

根据伤后患者的症状和体征,及X线正侧位片可明确骨折的类型和移位方向。

**(五)治疗要点**

1.手法复位外固定

在局麻或臂丛神经阻滞麻醉的基础上,沿肱骨干纵轴持续牵引,按骨折移位的相反方向,行手法复位,X线片确认复位成功后,减少牵引力,小夹板或石膏固定维持复位。成人固定6～8周,儿童固定4～6周。

2.切开复位内固定

手术可以在臂丛阻滞麻醉或高位硬膜外麻醉下进行。在直视下达到解剖对位后,并用加压钢板螺钉内固定。也可用带锁髓内针或Ender针固定。

3.康复治疗

复位后均应早期进行功能锻炼。术后抬高患肢,进行手指主动屈伸活动。2～3周后,即可做腕、肘、肩关节的主动活动。

**(六)护理要点**

1.固定的患者护理

可平卧,要保持固定不移位,悬垂石膏固定患者取坐位或半卧位,以保证下垂牵引作用。内固定术后宜取半卧位,患肢下垫枕,减轻肿胀。伴有桡神经损伤者,注意观察神经恢复情况。石膏或夹板固定者,密切观察患肢血运。术后观察伤口渗血情况。

2.功能锻炼

骨折1周内,做患侧上臂肌肉的主动舒缩活动,握拳、伸曲腕关节、小幅度的耸肩运动。伴桡神经损伤者,可被动进行手指的屈曲活动。2～3周后可做肩关节内收外展活动。4周后可做肩部外展、外旋、内旋、后伸,手爬墙等运动以恢复患肢功能。

3.健康指导

向患者解释,肱骨干骨折复位后可遗留20°以内向前成角,30°以内向外成角,不影响功能。伴桡神经损伤者伸指伸腕功能障碍,要鼓励坚持功能锻炼。嘱其分别在术后第1、第3、第6个月复查X线,伴桡神经损伤者,应定期复查肌电图。

## 四、肱骨髁上骨折

肱骨髁上骨折指在肱骨干与肱骨髁交界处发生的骨折。多发生于10岁以下儿童。易损伤神经和血管,导致前臂缺血性肌挛缩,引起爪形手畸形。

### (一)病因与发病机制

1.伸直型骨折

肘关节处于过伸位跌倒时,手掌着地,暴力经前臂向上,加上身体前倾,向下产生剪式应力,尺骨鹰嘴向前的杠杆力,使肱骨干与肱骨髁交界处发生骨折。骨折远端向后上移位,近折端向前下移位,尺神经、桡神经可因肱骨髁上骨折的侧方移位受伤。

2.屈曲型骨折

此型较少见,由间接暴力引起。跌倒时,肘关节屈曲,肘后方着地,暴力向上传导至肱骨下端,导致髁上屈曲型骨折。较少合并血管和神经损伤。

### (二)临床表现

肘部明显疼痛、肿胀、皮下瘀斑和功能障碍,伸直型骨折肘部向后突出,近折端向前移,并处于半屈位。局部明显压痛,有骨摩擦音及假关节活动,与肘关节脱位相比较肘后三角关系正常。如果合并有正中神经、尺神经、桡神经、肱动脉损伤,则出现前臂和手相应的神经支配区的感觉减弱或消失,及相应的功能障碍。如复位不当可致肘内翻畸形。

### (三)实验室及其他检查

肘部正、侧位X线片可以明确骨折部位、类型、移位方向,为选择治疗方法提供依据。

### (四)诊断要点

根据X线片和受伤病史可以明确诊断。

### (五)治疗要点

1.手法复位外固定

若受伤时间短,血循环良好,局部肿胀不明显者,可行手法复位后外固定。给予局部麻醉或臂丛神经阻滞麻醉。在持续牵引下,行手法复位,使患肢肘关节屈曲60°~90°给予后侧石膏托固定4~5周,X线片证实骨折愈合良好,即可拆除石膏。

2.持续牵引

对于手法复位不成功，受伤时间较长，肢体肿胀明显者，可行尺骨鹰嘴牵引，牵引重量1～2 kg，牵引时间控制在4～6周。

3.手术复位

对于骨折移位严重，手法复位失败，有神经、血管损伤者，采取手术复位。复位方法有经皮穿针内固定、切开复位内固定。

### （六）护理要点

1.保持有效的固定

观察固定的屈曲角度，离床活动时要用三角巾悬吊患肢于胸前。发现固定体位改变时，要及时给予纠正。

2.严密观察

重点观察患肢的血液循环、感觉、活动情况，以利于及时发现外伤后肱动脉、正中神经、尺桡神经的损伤。

3.康复锻炼

复位固定后当日可作握拳、屈伸手指练习，1周后可作肩部主动活动，并逐渐加大运动幅度。3周后去除外固定，可作腕、肘、肩部的屈伸练习。伸直型骨折注意恢复屈曲活动，屈曲型骨折注意恢复增加伸展活动。

## 五、尺桡骨干双骨折

尺、桡骨干骨折可由直接暴力、间接暴力、扭转暴力引起，青少年多见，占各类骨折的6%。

### （一）病因与发病机制

1.直接暴力

由重物打击、机器或车轮的直接碾压，导致同一平面的横形或粉碎性骨折。

2.间接暴力

跌倒时手掌着地，暴力通过腕关节向上传导，暴力作用首先使桡骨骨折。若暴力较强，则通过骨间膜向内下方传导，可引起低位尺骨斜形骨折。

3.扭转暴力

跌倒时前臂旋转、手掌着地，或手遭受机器扭转暴力，导致不同平面的尺桡骨螺旋形骨折或斜形骨折。可并发软组织撕裂、神经、血管损伤，或合并他处骨折。

### (二)临床表现

伤侧前臂出现疼痛、肿胀、成角畸形及功能障碍,主要不能进行旋转活动。局部明显压痛,严重者出现剧痛、患肢肿胀、手指屈曲。可扪及骨折端、骨摩擦感及假关节活动。听诊骨传导音减弱或消失。严重者可发生骨筋膜室综合征。

### (三)实验室及其他检查

正位及侧位X线片可见骨折的部位、类型及移位方向,及是否合并有桡骨头脱位或尺骨小头脱位。

### (四)诊断要点

可依据临床检查、X线正侧位片确诊。

### (五)治疗要点

1.手法复位外固定

可在局部麻醉或臂丛神经阻滞麻醉下进行,重点是矫正旋转移位,恢复骨膜紧张度,紧张的骨间膜牵动骨折端复位。复位成功后,用小夹板或石膏托固定。

2.切开复位内固定

不稳定骨折或手法复位失败者倾向于切开复位,螺钉钢板或髓内针内固定术治疗。

### (六)护理要点

1.保持有效的固定

注意观察石膏或夹板是否有松动和移位。

2.维持患肢良好血液循环

术后抬高患肢,观察患肢皮肤的颜色、温度、有无肿胀及桡动脉搏动情况。如出现剧痛,手部皮肤苍白、发凉、麻木,被动伸指疼痛,桡动脉搏动减弱或消失等表现时,提示骨筋膜室综合征的发生。如有缺血表现,立即通知医师处理。

3.康复锻炼

术后2周开始练习手指屈伸活动和腕关节活动。4周后开始练习肘、肩关节活动。8～10周后X线片证实骨折愈合后,可进行前臂旋转活动。

## 六、桡骨远端骨折

桡骨远端骨折(Colles骨折)指距桡骨远端关节面3 cm内的骨折,占全身骨折的6.7%～11%,多见于有骨质疏松的中老年人。

(一)病因与发病机制

多由间接暴力引起,通常跌倒时腕关节处于背伸位、手掌着地、前臂旋前,应力由手掌传导到桡骨下端发生骨折。骨折远端向背侧及桡侧移位。

(二)临床表现

骨折部疼痛、肿胀,可出现典型畸形,由于骨折远端向背侧移位,侧面看呈"银叉"畸形,骨折远端向桡侧移位,并有缩短桡骨茎突上移畸形,正面看呈"枪刺刀样"畸形(图 6-1)。检查局部压痛明显,腕关节活动障碍,皮下出现瘀斑。

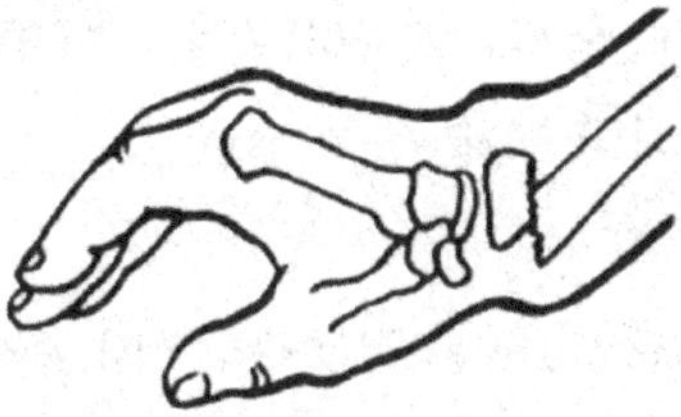

图 6-1 骨折后典型移位

(三)实验室及其他检查

X 线片可见骨折端移位表现:桡骨远骨折端向背侧移位,远端向桡侧移位,骨折端向掌侧成角。可同时有下尺桡关节脱位及尺骨茎突撕脱骨折。

(四)诊断要点

根据 X 线检查结果和受伤史可明确诊断。

(五)治疗要点

1.手法复位外固定

局部麻醉下手法复位后,用超过腕关节的小夹板固定或石膏夹板在屈腕、尺偏位固定 2 周,消肿后,腕关节中立位继续用小夹板或改用前臂管型石膏固定。

2.切开复位内固定

严重粉碎性骨折有明显移位者,桡骨下端关节面破坏;手法复位失败,或复位后不能维持固定者,应切开复位,用松质骨螺钉或钢针固定。

(六)护理要点

1.保持有效的固定

骨折复位固定后不可随意移动位置,注意维持骨折远端旋前、掌曲、尺偏位。避免腕关节旋后或旋前。肿胀消除后要及时调整石膏或夹板的松紧度。

2.密切观察患肢血液循环情况

如有无腕部肿胀、疼痛、颜色异常、皮温降低等。

3.康复锻炼

复位当天或手术后次日可做肩部的前后摆动练习，2～3天后可做肩肘部的主动活动。2～3周后可进行手和腕部的抗阻力练习。后期做腕部的主动屈伸练习和前臂的旋前、旋后牵引练习。

## 七、股骨颈骨折

股骨颈骨折指由股骨头下到股骨颈基底的骨折，多见于中、老年人，女性多于男性。由于局部血供特点，骨折治疗中易发生骨折不愈合，并且常出现股骨头坏死，老年易发生严重的全身并发症。

### (一)病因与发病机制

股骨颈骨折是在站立或行走时跌倒发生，属间接暴力、低能损伤，老年人多有骨质疏松，轻微扭转暴力即可造成骨折。青壮年在受到高能暴力时可发生股骨颈骨折。

1.按骨折线走行和部位分类

分为股骨头下骨折、股骨颈骨折、股骨颈基底骨折。

2.按骨折线的倾斜角分类

分为外展骨折、中间型骨折、内收型骨折。

3.按骨折移位程度分类

分为不完全骨折和完全骨折。不完全骨折是指骨的完整性有部分中断，股骨颈部分出现裂纹。完全骨折是指骨折线贯穿股骨颈，骨结构完全破坏，包括无移位的完全骨折，部分移位的完全骨折，完全移位的完全骨折，最后一型的关节囊和滑膜破坏严重。

### (二)临床表现

患侧髋部疼痛，内收型疼痛更明显，不能站立。患肢成典型的外展、外旋、缩短畸形，大转子明显突出。嵌插骨折患者，有时仍能行走或骑自行车，易漏诊。

### (三)实验室及其他检查

1.X线检查

髋部正侧位X线片显示骨折的部位、类型和方向。

2.CT或MRI检查

骨折线不清楚或隐匿时进行，或卧床休息2周后再行X线检查。

### (四)诊断要点

有移位的股骨颈骨折诊断不难。外伤史不明显，仅有局部微痛或不适，而且髋关节可屈伸，甚至可以步行，X 线检查不易发现骨折线，应进一步进行 CT 或 MRI 检查，以明确诊断。

### (五)治疗要点

1.非手术治疗

适用于年老体弱或外展、嵌插稳定型骨折。

(1)持续皮牵引、骨牵引或石膏固定患肢于轻度外展位，牵引治疗后卧硬板床 6～8 周。

(2)手法复位。

2.手术治疗

对于内收型骨折和有移位的骨折在给予皮牵引或骨牵引复位后，经皮多枚骨圆针或加压螺纹钉内固定术。内收型有移位的骨折，手法、牵引难以复位的，应采取切开复位内固定治疗。青少年股骨、颈骨折应尽量达到解剖复位，采用切开复位内固定治疗。

3.人工股骨头或全髋关节置换术

适用于 60 岁以上老年人，全身情况较好，有明显移位或股骨头旋转，陈旧性骨折股骨头缺血坏死者。

### (六)护理要点

1.维持正确的体位

正确的体位是治疗股骨颈骨折的重要措施，应解释清楚，取得配合。平卧硬板床，保持患肢外展 30°中立位，并用牵引维持，防止外旋、内收。尽量避免搬动髋部。

2.保持确实有效的牵引

患肢做皮牵引或骨牵引时，应保持患肢和牵引力在同一轴线上。不能随意加减重量。牵引时间一般为 8～12 周。

3.密切观察病情变化

股骨头骨折患者多为老年人，要密切观察病情变化。

4.预防并发症

股骨头骨折患者行非手术治疗时需长期卧床，易发生坠积性肺炎、泌尿系统感染、压疮等。因此要鼓励深呼吸、有效咳嗽，嘱患者多喝水，骨隆突处垫软垫。

5.功能锻炼

非手术者早期可在床上做股四头肌的静力收缩，去掉牵引后，可做直腿抬高运动。3个月后可依拐杖行走，6个月后可不依靠拐杖行走。对于术后内固定者，2天后可扶患者床上坐起，3～4周后可扶拐行走，3个月后可稍负重行走，6个月后可负重行走。

## 八、股骨干骨折

股骨干骨折是指由小转子下至股骨髁上部位骨干的骨折。

### (一)病因与发病机制

由强大的直接暴力或间接暴力所致，多见于30岁以下的男性。直接暴力可引起横形或粉碎性骨折，间接暴力多为坠落伤，可引起斜形骨折或螺旋形骨折。

### (二)临床表现

股骨干骨折后出血多，当高能损伤时，软组织破坏，出血和液体外渗，肢体明显肿胀。常导致低血容量性休克。患侧肢体短缩、成角、旋转和功能障碍，可有骨擦感。如果损伤腘窝血管和神经，可出现远端肢体的血液循环、感觉、运动功能障碍。常见的并发症有低血容量性休克、脂肪栓塞综合征、深静脉血栓、创伤性关节炎等。

### (三)实验室及其他检查

X线正侧位片应包括其近端的髋关节和远端的膝关节。骨折早期进行血气监测，可监测脂肪栓塞的发生。

### (四)诊断要点

根据受伤史及受伤后患肢缩短、外旋畸形，X线正侧位片可明确骨折的部位和类型。

### (五)治疗要点

1.儿童股骨干骨折的治疗

3岁以下儿童股骨干骨折常用Bryant架行双下肢垂直悬吊牵引。牵引重量以臀部稍悬空为宜。牵引时间为3～4周。由于儿童骨骼愈合塑形能力强，骨折断端即使重叠1～2 cm，轻度向前、外成角是可以自行纠正的。但不能有旋转畸形。

2.成人股骨干骨折的治疗

一般采用骨牵引，持续股骨髁上或胫骨结节骨牵引，直到骨折临床愈合，一般需6～8周。牵引过程中要复查X线，了解复位情况。非手术治疗失败或合并有神经、血管损伤或伴有多发性损伤不宜卧床过久的老年人可采用切开复位内固定，钢板、螺钉、带锁髓内针固定。

### (六)护理要点

1.牵引的护理

小儿垂直悬吊牵引时，经常触摸患儿足部温度、颜色及足背动脉的搏动情况，以防血液循环障碍及皮肤破损。为有效产生反牵引力，注意牵引时臀部要离开床面，两腿牵引重量要相等。成人牵引时要抬高床尾，保持牵引力方向与股骨干纵轴成直线。定期测量下肢长度和力线以保持有效牵引。骨牵引针处每天消毒，严禁去除血痂。注意检查足背伸肌功能。腓骨头处加垫软垫，以防腓总神经受损伤。防止发生压疮。

2.功能锻炼

(1)小儿骨折：炎性期卧床进行股四头肌的静力收缩。骨痂形成期，患儿从不负重行走过渡到负重行走。骨痂成熟期，由部分负重行走过渡到完全负重行走。

(2)成人骨折：除疼痛减轻后进行股四头肌等长收缩外，还要练习踝关节、足关节等小关节的活动。去除外固定后，可进行行走训练，适应下床行走后，逐渐进行负重行走。

## 九、胫腓骨干骨折

胫腓骨干骨折指胫骨平台以下到踝上的部分发生的骨折。在长骨骨折中最多见，双骨折、粉碎性骨折及开放性骨折居多。

### (一)病因与发病机制

1.直接暴力

主要的致病因素，如重物撞击、直接暴力打击、车轮碾轧等，胫腓骨骨折线在同一平面，呈横形、短斜形，高能损伤有严重肢体软组织损伤，骨高度粉碎。常见开放性骨折。

2.间接暴力

常见于弯曲和扭转暴力，如高处坠落足着地、滑倒等。局部软组织损伤轻，可发生长斜形、螺旋形骨折，双骨折时腓骨的骨折线高于胫骨骨折线，亦可造成开放性骨折。

3.胫骨骨折分类

胫骨骨折可分为三类，胫骨上 1/3 骨折，骨折远端向上移位，腘动脉分叉处受压，可造成小腿缺血或坏疽，易损伤腓总神经。胫骨中 1/3 骨折，可导致骨筋膜室综合征。胫骨下 1/3 骨折，由于血运差，软组织覆盖少，影响骨折愈合。

### (二)临床表现

疼痛、肿胀、畸形和功能障碍。伴有腓总神经、胫神经损伤时，出现足下垂。

如果继发有骨筋膜室综合征，远端肢体出现疼痛、肿胀、麻木、肢体苍白、感觉消失。但儿童青枝骨折及成人腓骨骨折后可负重行走。

### （三）实验室及其他检查

正侧位的X线检查可明确骨折的部位、类型、移位情况。

### （四）诊断要点

根据受伤史，膝、踝关节和胫腓骨X线片，对小腿肿胀明显者，警惕有无骨筋膜室综合征。

### （五）治疗要点

1.非手术治疗

适合于稳定性骨折。熟悉骨折软组织损伤情况，包括可能的重要血管、神经损伤，可按逆创伤机制实施手法复位，复位后长腿石膏外固定，利用石膏塑形维持骨折的对位、对线。对于骨折手法复位失败，软组织损伤严重，合并骨筋膜室综合征者，可行跟骨骨牵引。

2.手术治疗

切开复位内固定适于不稳定骨折，多段骨折及污染不重、受伤时间较短的开放性骨折。切开复位后，螺丝钉或加压钢板、带锁髓内钉内固定。

### （六）护理要点

1.牵引和固定的护理

石膏固定要密切观察患肢的疼痛程度和足趾背伸和跖屈及末梢循环情况。如怀疑神经受压，应立即减压。保持有效的牵引，做好皮肤护理，预防压疮。外固定后要把小腿抬高置于中立位。每天2次消毒固定针针眼周围皮肤，预防固定针感染。内固定时要观察伤口渗血渗液，以防感染。采用螺丝钉或钢板固定后，要注意预防关节僵硬。

2.功能锻炼

早期进行股四头肌的等长收缩，足趾和髌骨的被动及主动活动。跟骨牵引者，要进行髌骨被动活动和抬臀运动，以防跟腱挛缩。内固定早期做膝关节屈曲活动。除去外固定后，逐渐负重活动。

# 第七章

# 妇 科 护 理

## 第一节 痛　经

痛经是指在行经前、后或月经期出现下腹疼痛、坠胀伴腰酸及其他不适，严重影响生活和工作质量者。痛经分为原发性痛经与继发性痛经两类。前者指生殖器官无器质性病变的痛经，称功能性痛经；后者指盆腔器质性病变引起的痛经，如子宫内膜异位症等。本节仅叙述原发性痛经。

### 一、护理评估

#### (一)健康史

原发性痛经常见于青少年，多发生在有排卵的月经周期，精神紧张、恐惧、寒冷刺激及经期剧烈运动可加重疼痛。评估时需了解患者的年龄和月经史、疼痛特点及与月经的关系、伴随症状和缓解疼痛的方法等。

#### (二)身体状况

1.痛经

痛经是主要症状，多自月经来潮后开始，最早出现在月经来潮前 12 小时，月经第 1 天疼痛最剧烈，持续2～3 天后逐渐缓解。疼痛呈痉挛性，多位于下腹正中，常放射至腰骶部、外阴与肛门，少数人的疼痛可放射至大脚内侧。可伴面色苍白、出冷汗、恶心、呕吐、腹泻、头晕、乏力等。痛经多于月经初潮后 1～2 年发病。

2.妇科检查

生殖器官无器质性病变。

### (三)心理-社会状况

患者缺乏痛经的相关知识,担心痛经可能影响健康及婚后的生育能力,表现为情绪低落、烦躁、焦虑;伴随着月经的疼痛,常常使患者抱怨自己是女性。

### (四)辅助检查

B超检查生殖器官有无器质性病变。

### (五)处理要点

以解痉、镇痛等对症治疗为主,并注意对患者的心理治疗。

## 二、护理问题

### (一)急性疼痛

与经期宫缩有关

### (二)焦虑

与反复疼痛及缺乏相关知识有关。

## 三、护理措施

### (一)一般护理

(1)下腹部局部可用热水袋热敷。

(2)鼓励患者多饮热茶、热汤。

(3)注意休息,避免紧张。

### (二)病情观察

(1)观察疼痛的发生时间、性质、程度。

(2)观察疼痛时的伴随症状,如恶心、呕吐、腹泻。

(3)了解引起疼痛的精神因素。

### (三)用药护理

遵医嘱给予解痉、镇痛药,常用药物有前列腺素合成酶抑制剂如吲哚美辛(消炎痛)、布洛芬等,亦可选用避孕药或中药治疗。

### (四)心理护理

讲解有关痛经的知识及缓解疼痛的方法,使患者了解经期下腹坠胀、腰酸、头痛等轻度不适是生理反应。原发性痛经不影响生育,生育后痛经可缓解或消失,从而消除患者紧张、焦虑的情绪。

### (五)健康指导

进行经期保健的教育,包括注意经期清洁卫生,保持精神愉快,加强经期保护,避免剧烈运动及过度劳累,防寒保暖等。疼痛难忍时一般选择非麻醉性镇痛药治疗。

## 第二节 闭 经

闭经是妇科常见症状,分为原发性闭经和继发性闭经两类。原发性闭经指年龄超过16岁,第二性征已发育,或年龄超过14岁,第二性征尚未发育,且无月经来潮者;继发性闭经指正常月经建立后,因病理性原因月经停止6个月,或按自身原来月经周期计算停经3个周期以上者。青春期以前、妊娠期、哺乳期以及绝经后的无月经均属生理现象。

### 一、护理评估

### (一)健康史

原发性闭经较少见,常由于遗传性因素或先天性发育缺陷所致,评估时应注意患者生殖器官和第二性征发育情况及家族史。继发性闭经发病率高,病因复杂,评估时应详细询问患者月经史,已婚者应注意有无产后大出血、不孕及流产史。根据控制正常月经周期的4个环节,按病变部位将闭经分为下丘脑性闭经、垂体性闭经、卵巢性闭经及子宫性闭经。

1.下丘脑性闭经

最常见,以功能性原因为主。

(1)精神因素:精神创伤、紧张忧虑、环境改变、过度劳累、盼子心切或畏惧妊娠等可使内分泌调节功能紊乱而发生闭经。闭经多为一时性,可自行恢复。

(2)剧烈运动、体重下降和神经性厌食:均可诱发闭经。因初潮发生和月经维持有赖于一定比例(17%～20%)的机体脂肪,中枢神经对体重下降极为敏感。

(3)药物:一般在停药后3～6个月月经恢复。

2.垂体性闭经

垂体器质性病变或功能失调可影响卵巢功能而引起闭经。

(1)垂体梗死:常见于产后出血使垂体缺血坏死,出现闭经、性欲减退、毛发脱落、第二性征衰退等希恩综合征。

(2)垂体肿瘤:可引起闭经溢乳综合征。

3.卵巢性闭经

因性激素水平低落,子宫内膜不发生周期性变化而导致闭经。

(1)卵巢功能早衰:40岁前绝经者称卵巢功能早衰,常伴有围绝经期综合征的表现。

(2)卵巢功能性肿瘤、卵巢切除或组织破坏。

(3)多囊卵巢综合征:表现为闭经、不孕、多毛、肥胖、双侧卵巢增大。

4.子宫性闭经

月经调节功能及第二性征发育正常,但子宫内膜受到破坏或对卵巢激素不能产生正常的反应而引起闭经。

(1)先天性子宫发育不良或子宫切除术后者。

(2)子宫内膜损伤:子宫腔放射治疗后、结核性子宫内膜炎、子宫腔粘连综合征,后者因人工流产刮宫过度,使子宫内膜损伤粘连而无月经产生。

5.其他内分泌功能异常

甲状腺功能减退或亢进、肾上腺皮质功能亢进、糖尿病等可引起闭经。

## (二)身体状况

了解患者的闭经类型、时间及伴随症状。注意观察患者精神状态、智力发育、营养与健康状况;检查全身发育状况,测量身高、体重、四肢与躯干比例;第二性征如音调、毛发分布、乳房发育状况,挤压乳腺有无乳汁分泌;妇科检查生殖器官有无发育异常和肿瘤等。

## (三)心理-社会状况

患者担心闭经对自己的健康、性生活及生育能力有影响,病程过长及治疗效果不佳会加重患者及其家属的心理压力,产生情绪低落、焦虑,反过来又加重闭经。

## (四)辅助检查

1.子宫功能检查

(1)诊断性刮宫:适用于已婚妇女,必要时可在宫腔镜直视下检查。

(2)子宫输卵管碘油造影:了解子宫腔及输卵管情况。

(3)药物撤退试验:①孕激素试验可评估内源性雌激素水平;②雌、孕激素序贯疗法。

2.卵巢功能检查

通过B超检查、基础体温测定、宫颈黏液结晶检查、阴道脱落细胞检查、血清激素测定、诊断性刮宫，了解排卵情况及体内性激素水平。

3.垂体功能检查

如垂体兴奋试验等。

4.其他检查

B超检查、染色体检查及内分泌检查等。

### （五）处理要点

(1)全身治疗积极治疗全身性疾病，增强体质，加强营养，保持正常体重。

(2)心理治疗精神因素所致闭经，应行心理疏导。

(3)病因治疗子宫腔粘连、先天畸形、卵巢及垂体肿瘤等采取相应手术治疗。

(4)性激素替代疗法：根据病变部位及病因，给予相应激素治疗，常用雌激素替代疗法，雌、孕激素序贯疗法和雌、孕激素合并疗法。

(5)诱发排卵常用氯米芬、HCG。

## 二、护理问题

### （一）焦虑

与担心闭经对健康、性生活及生育的影响有关。

### （二）功能障碍性悲哀

与长期闭经及治疗效果不佳，担心丧失女性形象有关。

## 三、护理措施

### （一）一般护理

1.鼓励患者增加营养

营养不良引起的闭经者，应供给足够的营养。

2.保证睡眠

工作紧张引起的闭经者，鼓励患者加强锻炼，增强体质，注意劳逸结合。如为肥胖引起的闭经，指导患者进低热量饮食，但需要富有维生素和矿物质，嘱咐患者适当增加运动量。

### （二）病情观察

(1)观察患者情绪变化，有无引起闭经的精神因素，如工作、家庭、生活等情况。

(2)对有人工流产、剖宫产史的闭经患者,应监测阴道流血情况及月经变化。

(3)注意患者体重增加或减少的数据和时间,与闭经前、后的关系。

(4)观察患者甲状腺有无肿大、有无糖尿病症状。

**(三)用药护理**

指导患者合理使用性激素,说明性激素的作用、不良反应、用药方法及注意事项。

**(四)心理护理**

讲解月经的生理知识,使患者了解闭经与女性特征、生育及健康的关系,减轻心理压力,避免闭经加重。对原发性闭经者,特别是生殖器官畸形者进行心理疏导,保持心情舒畅,正确对待疾病,提高对自我形象的认识。

**(五)健康指导**

(1)告知患者要耐心坚持规范治疗,在医师的指导下接受全身系统检查。

(2)短期治疗效果可能不明显,要有心理准备,不要放弃治疗,树立战胜疾病的信心。

## 第三节　功能失调性子宫出血

功能失调性子宫出血(dysfunctional uterine bleeding,DUB)简称功血,为妇科常见病。它是由于调节生殖系统的神经内分泌机制失常引起的异常子宫出血,而全身及内、外生殖器官无器质性病变存在。常表现为月经周期长短不一、经期延长、经量过多或不规则阴道出血。功血可分为排卵性功血和无排卵性功血两类,约85%病例属无排卵性功血。功血可发生于月经初潮至绝经期间的任何年龄,约50%患者发生于绝经前期,育龄期约占30%,青春期约占20%。

### 一、护理评估

**(一)健康史**

1.无排卵性功血

(1)青春期:与下丘脑-垂体-卵巢轴调节功能未健全有关,过度劳累、精神紧张、恐惧、忧伤、环境及气候改变等应激刺激,及肥胖、营养不良等因素易导致下丘脑-垂体-卵巢轴调节功能紊乱，卵巢不能排卵。

(2)绝经过渡期：因卵巢功能衰退，卵巢对促性腺激素敏感性降低，卵泡在发育过程中因退行性变而不能排卵。

(3)生育期：可因内、外环境改变，如劳累、应激、流产、手术或疾病等引起短暂无排卵。亦可因肥胖、多囊卵巢综合征、高催乳素血症等因素长期存在，引起持续无排卵。

2.排卵性功血

黄体功能不足原因在于神经内分泌调节功能紊乱，导致卵泡期促卵泡激素(FSH)缺乏，卵泡发育缓慢，雌激素分泌减少，正反馈作用不足，黄体生成素(LH)峰值不高，使黄体发育不全、功能不足。子宫内膜不规则脱落者，由于下丘脑-垂体-卵巢轴调节功能紊乱或黄体机制异常引起萎缩过程延长。

评估时注意了解患者的发病年龄、月经史、婚育史及发病诱因，有无性激素治疗不当及全身性出血性疾病史。

**(二)身体状况**

1.月经紊乱

(1)无排卵性功血：最常见的症状是子宫不规则性出血，特点是月经周期紊乱，经期长短不一，经量多少不定。可先有数周或数月停经，然后阴道流血，量较多，持续2～3周或更长时间，不易自止，无腹痛或其他不适。

(2)排卵性功血：黄体功能不足者月经周期缩短，月经频发(月经周期短于21天)，不易受孕或怀孕早期易流产；子宫内膜不规则脱落者月经周期正常，但经期延长，长达9～10天，多发生于产后或流产后。

2.贫血

因出血多或时间长，患者出现头晕、乏力、面色苍白等贫血征象。

3.体格检查

体格检查包括全身检查和妇科检查，排除全身性疾病及生殖器官器质性病变。

**(三)心理-社会状况**

青春期患者常因害羞而影响及时诊治，生育期患者担心影响生育而焦虑，围绝经期患者因治疗效果不佳或怀疑为恶性肿瘤而焦虑、紧张、恐惧。

### (四)辅助检查

1.诊断性刮宫

诊断性刮宫可了解子宫内膜反应、子宫内膜病变,达到止血的目的。不规则流血者可随时刮宫,用以止血。确定有无排卵或黄体功能,于月经前一天或者月经来潮 6 小时内做诊断性刮宫,无排卵性功血的子宫内膜呈增生期改变,黄体功能不足显示子宫内膜分泌不良。子宫内膜不规则脱落,于月经周期第 5～6 天进行诊断性刮宫,增生期与分泌期子宫内膜共存。

2.B 超检查

了解子宫内膜厚度及生殖器官有无器质性改变。

3.血常规及凝血功能检查

了解有无贫血、感染及凝血功能障碍。

4.宫腔镜检查

直接观察子宫内膜,选择病变区进行活组织检查。

5.卵巢功能检查

判断卵巢有无排卵或黄体功能。

### (五)处理要点

1.无排卵性功血

青春期和生育期患者以止血、调整周期、促排卵为原则。围绝经期患者以止血、防止子宫内膜癌变为原则。

2.排卵性功血

黄体功能不足的治疗原则是促进卵泡发育,刺激黄体功能及黄体功能替代,分别应用氯米芬、人绒毛膜促性腺激素(HCG)和孕酮;子宫内膜不规则脱落的治疗原则是促使黄体及时萎缩,子宫内膜及时完整脱落,常用药物有孕激素和 HCG。

## 二、护理问题

### (一)潜在并发症

贫血。

### (二)知识缺乏

缺乏性激素治疗的知识。

### (三)有感染的危险

与经期延长、机体抵抗力下降有关。

### (四)焦虑

与性激素使用及药物不良反应有关。

## 三、护理措施

### (一)一般护理

患者体质往往较差,应加强营养,改善全身情况,可补充铁剂、维生素C和蛋白质。成人体内大约每100 mL血中含50 mg铁,行经期妇女,每天从食物中吸收铁0.7～2.0 mg,经量多者应额外补充铁。向患者推荐含铁较多的食物如猪肝、胡萝卜、葡萄干等。按照患者的饮食习惯,为患者制订适合于个人的饮食计划,保证患者获得足够的营养。

### (二)病情观察

观察并记录患者的生命体征、出量及入量,嘱患者保留出血期间使用的会阴垫及内裤,以便更准确地估计出血量,出血较多者,督促其卧床休息,避免过度疲劳和剧烈活动,贫血严重者,遵医嘱做好配血、输血、止血措施,执行治疗方案,维持患者正常血容量。

### (三)对症护理

1.无排卵性功血

(1)止血:对大量出血患者,要求在性激素治疗8小时内见效,24～48小时内出血基本停止,若96小时以上仍不止血者,应考虑有器质性病变存在。①性激素止血:应用大剂量雌激素可迅速提高血内雌激素浓度,促使子宫内膜生长,短期内修复创面而止血,主要用于青春期功血。目前多选用妊马雌酮2.5 mg或己烯雌酚1～2 mg。孕激素适用于体内已有一定水平雌激素的患者。常用药物如甲羟孕酮或炔诺酮,用药原则同雌激素。雄激素可拮抗雌激素、增加子宫平滑肌及子宫血管张力而减少出血,主要用于围绝经期功血患者的辅助治疗,可随时停用。联合用药,止血效果优于单一药物,可用三合激素或口服短效避孕药,血止后逐渐减量。②刮宫术:止血及排除子宫内膜癌变,适用于年龄超过35岁、药物治疗无效或存在子宫内膜癌高危因素的患者。③其他止血药:卡巴克洛和酚磺乙胺可减少微血管的通透性,氨基己酸、氨甲苯酸、氨甲环酸等可抑制纤维蛋白溶酶,有减少出血量的辅助作用,但不能赖以止血。

(2)调整月经周期：一般连续用药3个周期。在此过程中务必积极纠正贫血，加强营养，以改善体质。①雌、孕激素序贯疗法：人工周期，通过模拟自然月经周期中卵巢的内分泌变化，将雌、孕激素序贯应用，使子宫内膜发生相应变化，引起周期性脱落。适用于青春期功血或生育期功血者，可诱发卵巢自然排卵。雌激素自月经来潮第5天开始用药，妊马雌酮1.25 mg或己烯雌酚1 mg，每晚1次，连服20天，于服雌激素最后10天加用甲羟孕酮每天10 mg，两药同时用完，停药后3～7天出血。于出血第5天重复用药，一般连续使用3个周期。用药2～3个周期后，患者常能自发排卵。②雌、孕激素联合疗法：可周期性口服短效避孕药，适用于生育期功血、内源性雌激素水平较高者或绝经过渡期功血者。③后半周期疗法：于月经周期的后半周期开始(撤药性出血的第16天)服用甲羟孕酮，每天10 mg，连服10天为1个周期，共3个周期为1个疗程。适用于青春期或绝经过渡期功血者。

(3)促排卵：适用于育龄期功血者。常用药物如氯米芬、人绒毛膜促性腺激素(HCG)等。于月经第5天开始每天口服氯米芬50 mg，连续5天，以促进卵泡发育。B超监测卵泡发育接近成熟时，可大剂量肌内注射HCG 5 000 U以诱发排卵。青春期不提倡使用。

(4)手术治疗：以刮宫术最常用，既能明确诊断，又能迅速止血。绝经过渡期出血患者激素治疗前宜常规刮宫，最好在子宫镜下行分段诊断性刮宫，以排除子宫内细微器质性病变。对青春期功血刮宫应持慎重态度。必要时行子宫次全切除或子宫切除术。

2.排卵性功血

(1)黄体功能不足：药物治疗如下。①黄体功能替代疗法：自排卵后开始每天肌内注射孕酮10 mg，共10～14天，用以补充黄体分泌孕酮的不足。②黄体功能刺激疗法：通常应用HCG以促进及支持黄体功能。于基础体温上升后开始，隔天肌内注射HCG 1 000～2 000 U，共5次，可使血浆孕酮明显上升，随之正常月经周期恢复。③促进卵泡发育：于月经第5天开始，每晚口服氯米芬50 mg，共5天。

(2)子宫内膜不规则脱落：药物治疗如下。①孕激素：自排卵后第1～2天或下次月经前10～14天开始，每天口服甲羟孕酮10 mg，连续10天，有生育要求可肌内注射孕酮。②HCG：用法同黄体功能不足。

3.性激素治疗的注意事项

(1)严格遵医嘱正确用药，不得随意停服或漏服，以免使用不当引起子宫出血。

(2)药物减量必须按规定在血止后开始,每 3 天减量 1 次,每次减量不超过原剂量的 1/3,直至维持量,持续用至血止后 20 天停药。

(3)雌激素口服可能引起恶心、呕吐等胃肠道反应,可饭后或睡前服用;对存在血液高凝倾向或血栓性疾病史者禁忌使用。

(4)雄激素用量过大可能出现男性化不良反应。

**(四)预防感染**

(1)测体温、脉搏。

(2)指导患者保持会阴部清洁,出血期间禁止盆浴及性生活。

(3)注意有无腹痛等生殖器官感染征象。

(4)按医嘱使用抗生素。

**(五)心理护理**

注意情绪调节,避免过度紧张与精神刺激。特别是青春期少女,父母们不仅要关注女孩的学习状况与膳食状况,还要重视女孩的情绪变化,与其多沟通,了解其内心世界的变化,帮助其释放不良情绪,以使其保持相对稳定的精神-心理状态,避免情绪上的大起大落。

**(六)健康指导**

(1)宜清淡饮食,多食富含维生素 C 的新鲜瓜果、蔬菜。注意休息,保持心情舒畅。

(2)强调严格掌握雌激素的适应证,并合理使用,对更年期及绝经后妇女更应慎用,应用时间不宜过长,量不宜大,并应严密观察反应。

(3)月经期避免剧烈运动,禁止盆浴及性生活,保持会阴部清洁。

## 第四节 围绝经期综合征

绝经是每一个妇女生命过程中必然发生的生理过程。绝经提示卵巢功能衰退,生殖功能终止,绝经过渡期是指围绕绝经前、后的一段时期,包括从绝经前出现与绝经有关的内分泌、生理学和临床特征起,至最后一次月经后一年。

围绝经期综合征(menopausal syndrome,MPS)以往称为更年期综合征,是指妇女在绝经前、后由于卵巢功能衰退、雌激素水平波动或下降所致的以自主神经功能紊乱为主,伴有神经心理症状的一组综合征。多发生于45～55岁,约2/3的妇女出现不同程度的低雌激素血症引发的一系列症状。绝经分为自然绝经和人工绝经。自然绝经是指卵巢内卵泡生理性耗竭所致的绝经;人工绝经是指双侧卵巢经手术切除或受放射线损坏导致的绝经,后者更易发生围绝经期综合征。

## 一、护理评估

### (一)健康史

了解患者的发病年龄、职业、文化水平及性格特征,询问月经情况及生育史,有无卵巢切除或盆腔肿瘤放疗,有无心血管疾病及其他疾病病史。

### (二)身体状况

1.月经紊乱

半数以上妇女出现2～8年无排卵性月经,表现为月经频发、不规则子宫出血、月经稀发(月经周期超过35天)以至绝经,少数妇女可突然绝经。

2.雌激素下降相关征象

(1)血管舒缩症状:主要表现为潮热、出汗,是血管舒缩功能不稳定的表现,是围绝经期综合征最突出的特征性症状。潮热起自前胸,涌向头颈部,然后波及全身。在潮红的区域患者感到灼热,皮肤发红,紧接着大量出汗。持续数秒至数分钟不等。此种血管功能不稳定可历时1年,有时长达5年或更长。

(2)精神神经症状:常有焦虑、抑郁、激动、喜怒无常、脾气暴躁、记忆力下降、注意力不集中、失眠多梦等。

(3)泌尿生殖系统症状:出现阴道干燥、性交困难及老年性阴道炎,排尿困难、尿频、尿急、尿失禁及反复发作的尿路感染。

(4)心血管疾病:绝经后妇女冠状动脉粥样硬化性心脏病(简称冠心病)、高血压和脑出血的发病率及病死率逐渐增加。

(5)骨质疏松症:绝经后妇女约有25%患骨质疏松症、腰酸背痛、腿抽搐、肌肉关节疼痛等。

3.体格检查

全身检查注意血压、精神状态、皮肤、毛发、乳房改变及心脏功能,妇科检查注意生殖器官有无萎缩、炎症及张力性尿失禁。

### (三)心理-社会状况

因家庭和社会环境的变化或绝经前曾有精神状态不稳定等,更易引起患者心情不畅、忧虑、多疑、孤独等。

**(四)辅助检查**

根据患者的具体情况不同，可选择血常规、尿常规、心电图及血脂检查、B超、宫颈刮片及诊断性刮宫等。

**(五)处理要点**

1.一般治疗

加强心理治疗及体育锻炼，补充钙剂，必要时选用镇静剂、谷维素。

2.激素替代疗法

补充雌激素是关键，可改善症状、提高生活质量。

## 二、护理问题

**(一)自我形象紊乱**

与对疾病不正确认识及精神神经症状有关。

**(二)知识缺乏**

缺乏性激素治疗相关知识。

## 三、护理措施

**(一)一般护理**

改善饮食，摄入高蛋白质、高维生素、高钙饮食，必要时可补充钙剂，能延缓骨质疏松症的发生，达到抗衰老效果。

**(二)病情观察**

(1)观察月经改变情况，注意经量、周期、经期有无异常。

(2)观察面部潮红时间和程度。

(3)观察血压波动、心悸、胸闷及情绪变化。

(4)观察骨质疏松症的影响，如关节酸痛、行动不便等。

(5)观察情绪变化，如情绪不稳定、易怒、易激动、多言多语、记忆力降低。

**(三)用药护理**

指导应用性激素。

1.适应证

主要用于治疗雌激素缺乏所致的潮热多汗、精神症状、老年性阴道炎、尿路感染，预防存在高危因素的心血管疾病、骨质疏松症等。

2.药物选择及用法

在医师指导下使用,尽量选用天然性激素,剂量个体化,以最小有效量为佳。

3.禁忌证

原因不明的子宫出血、肝胆疾病、血栓性静脉炎及乳腺癌等。

4.注意事项

(1)雌激素剂量过大可引起乳房胀痛、白带多、头痛、水肿、色素沉着、体重增加等,可酌情减量或改用雌三醇。

(2)用药期间可能发生异常子宫出血,多为突破性出血,但应排除子宫内膜癌。

(3)较长时间的口服用药可能影响肝功能,应定期复查肝功能。

(4)单一雌激素长期应用,可使子宫内膜癌危险性增加,雌、孕激素联合用药能够降低风险。坚持体育锻炼,多参加社会活动;定期健康体检,积极防治围绝经期妇女常见病。

**(四)心理护理**

使患者及其家属了解围绝经期是必然的生理过程,介绍减轻压力的方法,改变患者的认知、情绪和行为,使其正确评价自己。

**(五)健康指导**

(1)向围绝经期妇女及其家属介绍绝经是一个生理过程,绝经发生的原因及绝经前、后身体将发生的变化,帮助患者消除因绝经变化产生的恐惧心理,并对将发生的变化做好心理准备。

(2)介绍绝经前、后减轻症状的方法,适当的摄取钙质和维生素 D;坚持锻炼如散步、骑自行车等。合理安排工作,注意劳逸结合。

(3)定期普查,更年期妇女最好半年至一年进行 1 次体格检查,包括妇科检查和防癌检查,有选择地做内分泌检查。

(4)绝经前行双侧卵巢切除术者,宜适时补充雌激素。

## 第五节　子宫颈炎

子宫颈炎是指子宫颈发生的急性/慢性炎症。子宫颈炎是妇科常见疾病之一,包括宫颈阴道部炎症及宫颈管黏膜炎症。临床上分为急性子宫颈炎和慢性子宫颈炎。临床多见的子宫颈炎是急性子宫颈管黏膜炎，若急性子宫颈炎未经及时诊治或病原体持续存在，可导致慢性子宫颈炎症。

由于宫颈管黏膜上皮为单层柱状上皮，抗感染能力较差，当遇到多种病原体侵袭、物理化学因素刺激、机械性子宫颈损伤、子宫颈异物等，引起子宫颈局部充血、水肿，上皮变性、坏死，黏膜、黏膜下组织、腺体周围大量中性粒细胞浸润，或子宫颈间质内有大量淋巴细胞、浆细胞等慢性炎细胞浸润，可伴有子宫颈腺上皮及间质增生和鳞状上皮化生。因子宫颈阴道部鳞状上皮与阴道鳞状上皮相延续，亦可由阴道炎症引起宫颈阴道部炎症。

病原体种类：①性传播疾病的病原体主要是淋病奈瑟菌及沙眼衣原体。②内源性病原体与细菌性阴道病病原体、生殖道支原体感染有关。

## 一、护理评估

### (一)健康史

1.一般资料

年龄、月经史、婚育史，是否处在妊娠期。

2.既往疾病史

详细了解有无阴道炎、性传播疾病及子宫颈炎症的病史，包括发病时间、病程经过、治疗方法及效果。

3.既往手术史

详细询问分娩手术史，了解阴道分娩时有无宫颈裂伤；是否做过妇科阴道手术操作及有无宫颈损伤、感染史。

4.个人生活史

了解个人卫生习惯，分析可能的感染途径。

### (二)生理状况

1.症状

(1)急性子宫颈炎：阴道分泌物增多，呈黏液脓性，阴道分泌物的刺激可引起外阴瘙痒及灼热感；可出现月经间期出血、性交后出血等症状；常伴有尿道症状，如尿急、尿频、尿痛。

(2)慢性子宫颈炎：患者多无症状，少数患者可有阴道分泌物增多，呈淡黄色或脓性，偶有接触性出血、月经间期出血，偶有分泌物刺激引起外阴瘙痒或不适。

2.体征

(1)急性子宫颈炎：检查见脓性或黏液性分泌物从子宫颈管流出；用棉拭子

擦拭子宫颈管时,容易诱发子宫颈管内出血。

(2)慢性子宫颈炎:检查可见宫颈呈糜烂样改变,或有黄色分泌物覆盖子宫颈口或从宫颈管流出,也可见子宫颈息肉或子宫颈肥大。

3.辅助检查

(1)实验室检查:分泌物涂片做革兰氏染色,中性粒细胞>30/高倍视野;阴道分泌物湿片检查白细胞>10/高倍视野;做淋菌奈瑟菌及沙眼衣原体检测,以明确病原体。

(2)宫腔镜检查:镜下可见血管充血,宫颈黏膜及黏膜下组织、腺体周围大量中性粒细胞浸润,腺腔内可见脓性分泌物。

(3)宫颈细胞学检查:宫颈刮片、宫颈管吸片,与宫颈上皮瘤样病变或早期宫颈癌相鉴别。

(4)阴道镜及活组织检查:必要时进行,以明确诊断。

**(三)高危因素**

(1)性传播疾病,年龄低于25岁,多位性伴侣或新性伴侣且为无保护性交。

(2)细菌性阴道病。

(3)分娩、流产或手术致子宫颈损伤。

(4)卫生不良或雌激素缺乏,局部抗感染能力差。

**(四)心理-社会因素**

1.对健康问题的感受

是否存在因无明显症状,而不重视或延误治疗。

2.对疾病的反应

是否因病变在宫颈,又涉及生殖器官与性,而不愿及时就诊;或因阴道分泌物增多引起不适;或治疗效果不明显而烦躁不安;或遇有白带带血或接触性出血时,担心疾病的严重程度,疑有癌变而恐惧、焦虑。

3.家庭、社会及经济状况

家人对患者是否关心;家庭经济状况及是否有医疗保险。

## 二、护理诊断

**(一)皮肤完整性受损**

其与宫颈上皮糜烂及炎性刺激有关。

**(二)舒适的改变**

其与白带增多有关。

### (三)焦虑

其与害怕宫颈癌有关。

## 三、护理措施

### (一)症状护理

1.阴道分泌物增多

观察阴道分泌物颜色、性状、气味及量，选择合适的药液进行阴道冲洗。在不清楚种类时，不可滥用冲洗液，指导患者勤换会阴垫及内裤，保持外阴清洁干燥。

2.外阴瘙痒与灼痛

嘱患者尽量避免搔抓，防止外阴部皮肤破损，减少活动，避免摩擦外阴。

### (二)用药护理

药物治疗主要用于急性子宫颈炎。

1.遵医嘱用药

(1)经验性抗生素治疗：在未获得病原体检测结果前，采用针对衣原体的经验性抗生素治疗，阿奇霉素 1 g，单次顿服，或多西环素 100 mg，每天 2 次，连服 7 天。

(2)针对病原体的抗生素治疗：临床上除选用抗淋病奈瑟菌的药物外，同时应用抗衣原体感染的药物。对于单纯急性淋病奈瑟菌性子宫颈炎，常用药物有头孢菌素，如头孢曲松钠 250 mg，单次肌内注射，或头孢克肟 400 mg，单次口服等；对沙眼衣原体所致子宫颈炎，治疗药物有四环素类，如多西环素 100 mg，每天 2 次，连服 7 天。

2.用药观察

注意观察药物的不良反应，若出现不良反应，立即停药并通知医师。

3.用药注意事项

注意药物的半衰期及有效作用时间；注意药物的配伍禁忌；抗生素应现配现用。

4.用药指导

若病原体为沙眼衣原体及淋病奈瑟菌，应对性伴侣进行相应的检查和治疗。

### (三)物理治疗及手术治疗的护理

1.宫颈糜烂样改变

若为无症状的生理性柱状上皮异位，无须处理；对伴有分泌物增多、乳头状增生或接触性出血，可给予局部物理治疗，包括激光、冷冻、微波等，也可以给予中药作为物理治疗前后的辅助治疗。

2.慢性子宫颈黏膜炎

针对病因给予治疗，若病原体不清可试用物理治疗，方法同上。

3.子宫颈息肉

配合医师行息肉摘除术。

4.子宫颈肥大

一般无需治疗。

### (四)心理护理

(1)加强疾病知识宣传，引导患者正确认识疾病，及时就诊，接受规范治疗。

(2)向患者解释疾病与健康的问题，鼓励患者表达自己的想法。对病程长、迁延不愈的患者，给予关心和耐心解说，告知疾病的过程及防治措施；对病理检查发现宫颈上皮有异常增生的病例，告知通过密切监测，坚持治疗，可阻断癌变途径，以缓解焦虑心理，增加治疗的信心。

(3)与家属沟通，让其多关心患者，支持患者，坚持治疗，促进康复。

## 四、健康指导

### (一)讲解疾病知识

向患者讲解子宫颈炎的疾病知识，告知及时就诊和规范治疗的重要性。

### (二)个人卫生指导

嘱患者保持外阴清洁，每天清洗外阴 2 次，养成良好的卫生习惯，尤其是经期、孕产期及产褥期卫生，避免感染发生。

### (三)随访指导

告知患者，物理治疗后有分泌物增多，甚至有多量水样排液，在术后 1～2 周脱痂时可有少量出血，是创面愈合的过程，不必应诊；如出血量多于月经量则需到医院就诊处理；在物理治疗后2 个月内禁止性生活、盆浴和阴道冲洗；治疗后经过 2 个月经周期，于月经干净后 3～7 天来院复查，评价治疗效果，效果欠佳者可进行第二次治疗。

### (四)体检指导

坚持每 1～2 年做 1 次体检，及早发现异常，及早治疗。

## 五、注意事项

(1)治疗前,应常规做宫颈刮片行细胞学检查。

(2)在急性生殖器炎症期不做物理治疗。

(3)治疗时间应选在月经干净后3～7天内进行。

(4)物理治疗后可出现阴道分泌物增多,甚至有大量水样排液,在术后1～2周脱痂时可有少许出血。

(5)应告知患者,创面完全愈合时间为4～8周,期间禁盆浴、性交和阴道冲洗。

(6)物理治疗有引起术后出血、宫颈管狭窄、感染的可能,应定期复查,观察创面愈合情况直到痊愈,同时检查有无宫颈管狭窄。

# 第八章

# 产 科 护 理

## 第一节 早 产

妊娠满 28 周至不满 37 足周(196～258 天)间分娩者称早产。此时娩出的新生儿称早产儿,出生体重为 1 000～2 499 g,各器官发育尚不够成熟。早产占分娩总数的 5％～15％。常见的原因有母体、胎儿和胎盘 3 个方面的因素。孕妇合并子宫畸形、宫颈内口松弛、子宫肌瘤、急慢性疾病及妊娠并发症时,易诱发早产;前置胎盘、胎盘早剥、胎儿畸形、胎膜早破、羊水过多、多胎等,亦可致早产。

临床表现主要是子宫收缩,最初为不规律宫缩,并常伴有少许阴道流血或血性分泌物,以后可发展为规律宫缩,与足月临产相似。胎膜早破的发生较足月临产多。以往有流产、早产史或本次妊娠期有阴道流血史的孕妇,容易发生早产。诊断并不困难,若子宫收缩较规律,间隔 5～6 分钟,持续 30 秒钟以上,伴以进行性宫口扩张 2 cm 以上时,可诊断为早产临产。处理原则主要是通过休息和药物治疗控制宫缩,尽量维持妊娠至足月。如早产已不可避免时,则应尽可能地预防新生儿并发症,以提高早产儿的存活率。

### 一、护理评估

#### (一)病史

详细评估孕妇的健康史及孕产史,注意孕妇有无可致早产的病因存在,并详细询问、记录孕妇既往出现的症状及接受治疗的经过。

#### (二)身心状况

妊娠晚期出现子宫收缩,5～10 分钟 1 次,持续 30 秒以上并伴有阴道血性分泌物,宫颈管缩短及宫口进行性扩张,即可诊断为先兆早产。如宫口≥4 cm 或胎膜早破，则早产已不可避免。

有的孕妇因不了解先兆早产的临床表现及早产的危害性，即使出现先兆早产征象，也不能及时到医院接受检查和治疗，只是到了早产不可避免时，才匆匆来医院就诊。

由于事发突然，孕妇尚未做好迎接新生命到来的准备，且担心胎儿提早娩出能否存活，往往感到恐惧、焦虑或愧疚，怀疑是否因为自己的过失而造成早产。

### (三)诊断检查

通过全身检查及产科检查，核实孕周，评估胎儿体重、胎方位等，监测宫缩的强度及频率，监测胎心音变化，观察产程进展，确定早产的进程。

## 二、护理诊断

### (一)知识缺乏

其与不了解先兆早产的征象和早产对新生儿的危害性有关。

### (二)焦虑

其与担心早产儿的预后有关。

### (三)有新生儿受伤的危险

其与早产儿发育不成熟有关。

## 三、护理目标

(1)孕妇能陈述先兆早产的临床表现及早产对新生儿的危害性，出现早产征象能及时就诊。

(2)孕妇自诉焦虑、恐惧感减轻。

(3)早产儿不存在因护理不当而发生的并发症。

## 四、护理措施

### (一)一般护理

取左侧卧位卧床休息，以减少自发性宫缩，提高子宫血流量，改善胎盘功能，增加胎儿营养。多食用粗纤维食物，防止便秘，以免腹压增加而导致早产。同时避免吃不洁或刺激性强的食物，以防发生腹泻，诱发早产。

### (二)病情观察

孕妇良好的身心状况可减少早产的发生，突然的精神创伤亦可诱发早产。故应随时观察、了解孕妇的精神状态和心理障碍，以便及早对症护理。此外，应注意孕妇有无腹痛或腹痛加重、阴道流血增多或出现阴道流水等，如有异常应及时通知医师，并协助处理。

### (三)对症护理

若胎膜早破早产已不可避免，应尽快采用合理的治疗方案，充分估计胎儿的成熟度，避免发生呼吸窘迫综合征，估计短时间内不能分娩者，可选用剖宫产结束分娩。经阴分娩者，应考虑使用产钳和会阴切开术助产，以缩短产程，减少分娩过程中对胎头的压迫，以防早产儿颅内出血。同时充分做好早产儿保暖和复苏的准备，临产后慎用镇静剂，避免发生新生儿呼吸抑制。产程中孕妇应吸氧，新生儿出生后立即结扎脐带，防止过多母血进入新生儿血液循环，造成循环负荷过重。

### (四)治疗护理

先兆早产的治疗主要是抑制宫缩，故应熟悉药物的用法、作用及不良反应。常用的抑制宫缩药物有如下几类。

1.β肾上腺素受体激动剂

其作用为激动子宫平滑肌中的 $\beta_2$ 受体，抑制子宫平滑肌收缩，减少子宫的活动而延长妊娠期。但其不良反应较多，常使母儿双方的心率增快，孕妇血压下降、恶心、呕吐、血糖增高等，应予以注意。常用药物有利托君、沙丁胺醇等。

2.硫酸镁

其镁离子直接作用于子宫肌细胞，拮抗钙离子对子宫的活性，从而抑制子宫收缩。用药过程中应注意孕妇呼吸(不少于 16 次/分)、膝反射(存在)及尿量(不少于 25 mL/h)等。

3.其他

为避免早产儿发生呼吸窘迫综合征，在分娩前给予孕妇糖皮质激素如地塞米松等。可促进胎肺成熟。

## 五、评价

为减轻孕妇精神紧张，可安排时间与孕妇进行交谈、聊天，分散孕妇的注意力，也可指导孕妇采用放松疗法，如缓慢的深呼吸、全身肌肉放松，以增加睡意，保证充足的睡眠。加强营养，以增强体质。嘱孕妇避免诱发宫缩的活动，如保持平静的心情，勿抬举重物、性生活等。宫颈内口松弛者应于孕 14～16 周行子宫内口缝合术，防止早产的发生。

# 第二节　流　　产

流产是指妊娠在28周前终止。分自然流产和人工流产，前者是胚胎或胎儿因某种原因不能健康发育，自然脱离母体而排出体外；后者是因某种原因应用人工方法终止妊娠，本节仅叙述自然流产。自然流产分为早期及晚期，妊娠12周以前为早期流产，12～28周为晚期流产，自然流产的发生率为10%～18%。是由多种原因造成的，大致分为以下几种原因。①遗传因素：基因异常是自然流产最常见的原因，早期流产因染色体异常者占50%～60%。②免疫因素：妊娠后由于母儿双方免疫不适应，导致母体排斥胎儿而流产，近几年发现多种与流产有关的抗原、抗体。③母儿血型不合常是引起晚期流产的原因，如ABO、Rh血型不合。④外界因素：影响妊娠的外界因素很多，如孕妇接触有毒物质、放射线、创伤、机械性刺激等。⑤母体方面的因素多为全身性疾病，如急、慢性传染病，内分泌疾病，生殖器官疾病等。

## 一、护理评估

### （一）病史

采集有无停经、早孕反应、阴道流血、阴道水样排液、组织物排出和腹痛史等，此为判断流产及识别流产类型的重要依据之一。

### （二）身心状况

1.主要评估患者的生命体征

其包括体温、脉搏、呼吸、血压。

2.阴道流血的量及性状

阴道流血是否有血块、组织、量、味道、开始的时间及状况。

3.患者的一般情况

如面色、腹痛的程度、开始出现的时间及患者的心理状态。

### （三）诊断检查

1.妇科检查

重点注意宫颈口有无扩张，有无组织物堵塞，子宫大小是否与停经月份相符，子宫质地、有无压痛，双侧附件有无压痛等。

2.实验室检查

(1)尿妊娠试验,血HCG测定,注意流产后血中HCG的消失约需1个月。

(2)抽血查血常规,以了解RBC、WBC、血小板、HCT、Hb。

3.B超

其用来确定诊断并指导正确处理。

## 二、护理诊断

### (一)有组织灌注量改变的危险

其与流产出血有关。

### (二)有感染的危险

其与反复出血、抵抗力下降、宫腔内组织物残留、宫口扩张长时间不闭合、刮宫无菌操作技术不严等有关。

### (三)自理能力缺陷

其与先兆流产保胎需绝对卧床休息、静脉输液有关。

### (四)焦虑

其与腹痛、流血、担心保胎能否有效或胎儿健康是否受影响有关。

### (五)预感性悲伤

其与即将失去胎儿有关。

## 三、护理目标

(1)经过恰当的医护处理后,患者能维持正常的生命体征。

(2)不出现感染的征象。

(3)患者在卧床期间的生活需要得到满足。

(4)患者情绪稳定,能积极配合治疗和护理。

## 四、护理措施

### (一)一般护理

由于流产的类型不同,所采用的护理措施也不同。但均应卧床休息,禁止性生活,以减少刺激、避免宫缩。给予高蛋白、富含维生素、矿物质的食物,以保证母儿的营养需要。

### (二)病情观察

对先兆流产和习惯性流产,要严密观察阴道流血量及腹痛变化,经休息与治疗后阴道流血减少、腹痛消失，经辅助检查证实胎儿存活，说明保胎成功。反之，阴道流血增多、腹痛加重或有组织排出，提示已由先兆流产发展为难免流产。如果阴道流血量很多，应立即阴道检查，以明确诊断，如出现休克，应遵医嘱输血、输液进行抢救，并立即行清宫术、止血，同时要检查有无胎盘、胚胎组织排出。

对稽留流产、感染性流产要注意观察全身症状，如体温升高、脉搏加快、白细胞增高、子宫压痛、阴道分泌物增多且有臭味，应通知医师给予抗感染治疗，防止引起盆腔炎、腹膜炎、败血症等。

**(三)对症护理**

各种类型的流产孕妇往往情绪紧张，尤其对切盼妊娠和习惯性流产的孕妇，一旦发现有流产先兆，情绪非常紧张、烦躁，甚至伤心。对这类孕妇，护士应关心、同情、给予安慰，使孕妇了解情绪紧张是促使流产的重要因素，调整宽松心情，保持稳定情绪，安心休养，是保胎的重要条件，使其主动配合治疗。

**(四)治疗护理**

先兆流产除注意休息外，要按医嘱给予药物治疗，对黄体功能不足者可给孕酮 20 mg 肌内注射，也可给绒毛膜促性腺激素(HCG)1 000 U 肌内注射，以促进黄体的分泌，以及口服维生素 E、叶酸等。对习惯性流产，应根据流产的原因进行治疗。宫颈功能不全者应在妊娠 12～20 周行子宫颈缝合术，术后要注意观察流产先兆，进行保胎治疗。若治疗失败，应及时拆除缝合线，以免造成宫颈裂伤；若手术成功，应提前入院，待分娩发动前拆除缝线。

流产感染，应先用抗生素治疗控制感染后再行清宫术；如阴道流血量多，则应与医师配合，在抗生素治疗的同时用卵圆钳将宫腔内容物夹出止血，但不宜用刮匙搔刮宫腔，以免感染扩散，待感染控制后再行清宫术。

## 五、评价

流产经治疗成功后要做好孕妇保健，注意适当的休息和营养，定期进行检查，在医师的指导下进行孕期自我监护，以期待胎儿正常发育。经治疗失败者，因失血、身体虚弱，除注意休息与营养外，要注意会阴部清洁，每天以消毒剂洗外阴，在子宫没有复旧前禁止性生活。

# 第三节 异位妊娠

孕卵在子宫腔外着床、生长发育，称异位妊娠，亦称宫外孕。异位妊娠包括输卵管妊娠、卵巢妊娠、宫颈妊娠、子宫残角妊娠。其中以输卵管妊娠最为多见，约占异位妊娠的95%，是妇女常见的急腹症之一。可因输卵管妊娠流产或破裂引起腹腔内急性大出血，导致腹痛甚至休克，处理不及时可危及生命。

## 一、护理评估

### （一）病史

仔细询问月经史以准确推断停经时间，并对不孕、安置宫内节育器、绝育术、输卵管再通术、盆腔炎等与宫外孕妇科病相关的高危因素予以高度重视。

### （二）身心状况

详细询问患者出现腹痛的时间、性质、程度及有无伴随症状；阴道流血出现的时间、量的多少、有无流出物等，仔细评估患者的面色、表情、生命体征，详细进行腹部检查和盆腔检查，注意其阳性体征。

评估患者的心理状况。宫外孕破裂或不全流产者病情发展迅速，患者在较短的时间内经历剧烈腹痛、晕厥、休克等，患者和家属对这突如其来的变化难以接受，往往处于极度恐慌之中。患者不仅要面临死亡的威胁，还要面临此次怀孕失败的结局，以及再次妊娠的挫折，自责、悲观、气愤是最常见的情绪反应。

### （三）辅助检查

1.后穹隆穿刺

后穹隆穿刺是一种经济、简单、可靠的诊断方法，适用于疑有腹腔内出血的患者。常规消毒后以10 mL或20 mL一次性注射器自后穹隆穿入直肠子宫陷凹，若抽出暗红色不凝固血液则为阳性结果，陈旧性宫外孕时可以抽出小血块或不凝固的陈旧血液。若穿刺针头误入静脉，则血较红，将标本放置10分钟左右，则血凝固。无内出血、内出血量少、血肿位置较高或直肠子宫陷凹有粘连时，可抽不出血液，因而穿刺阴性不能否认存在输卵管妊娠。

2.妊娠试验

异位妊娠患者体内的HCG水平较正常妊娠时低，正常宫内妊娠时，每48小

时定量测定血清 β-HCG 值，呈成倍增长，而异位妊娠或宫内妊娠自然流产时，HCG 显著低于此值。尿 β-HCG 定性测定是一种简便、快速的方法，适用于急诊患者。β-HCG 阴性一般可以排除异位妊娠，β-HCG阳性则需鉴别是宫内妊娠还是异位妊娠。

3.超声诊断

超声检查时如发生下列征象，可怀疑为异位妊娠。

(1)子宫增大而宫腔内空虚无妊娠物。

(2)子宫外见到妊娠囊或胚胎。

(3)附件呈囊性块物，边界不规则。

(4)后陷凹内有囊性突出的块物。

(5)腹腔内存在无回声暗区或直肠子宫陷凹处积液暗区像。

4.腹腔镜检查

在直视下观察腹腔和盆腔内脏器可协助明确诊断，并可经腹腔镜切除未破裂的病灶。腹腔内大量出血或伴有休克者禁作腹腔镜检查。

5.血常规检查

可发现血红蛋白、红细胞、血比容下降，白细胞上升。

## 二、护理诊断

### (一)体液不足

其与宫外孕破裂或流产所致的大出血有关。

### (二)疼痛

其与宫外孕流产或破裂所致的腹腔内出血、手术创伤有关。

### (三)悲伤

其与此次怀孕失败有关。

### (四)恐惧

其与生命受到威胁及今后再次妊娠的可能受到阻碍有关。

### (五)有感染的危险

其与大出血机体抵抗力降低、术后留置导尿管、皮肤完整性受损等有关。

## 三、护理目标

(1)患者体液能得到及时补充。

(2)患者能尽早接受手术,尽快解除疼痛。

(3)患者和家属能正确面对现实,尽快度过悲伤期。

(4)患者心态平稳,能主动、积极配合医疗和护理工作。

(5)患者术后不出现感染征象。

## 四、护理措施

### (一)一般护理

异位妊娠在确定手术治疗以前应绝对卧床休息,避免突然变动体位或增加腹压的动作,以预防继发性出血。应食用高蛋白、维生素丰富和铁质多的食物,以辅助纠正贫血。如为大量出血应禁食,防止急症手术麻醉后呕吐。

### (二)病情观察

异位妊娠的主要症状是腹痛,因妊娠的部位不同、出血量不同,临床表现各异,故应严密观察腹痛的部位和严重程度,如有昏厥、休克的表现,应注意生命体征变化。早期输卵管妊娠或胚胎已死亡者,常有不规则、点滴状阴道流血,呈深褐色,不超过月经量,可伴有蜕膜管型或蜕膜碎片从阴道排出,应保留送病理检查,切片中如见绒毛可诊断为宫内妊娠,仅见蜕膜、未见绒毛有助于异位妊娠的诊断。在保守治疗期间,应严密观察腹痛及内出血,如突然腹痛加重、血压下降、脉搏加快,为继发内出血的表现,应立即通知医师,及时输液并作手术前准备,严密观察生命体征变化。

### (三)对症护理

异位妊娠多为急腹症,因严重腹痛或休克导致患者心情恐惧,迫切要求手术治疗,故应亲切冷静地安慰患者,讲明本病虽然发病急、症状重,但手术不复杂、效果好,鼓励患者配合医师积极治疗,即可康复。

### (四)治疗护理

异位妊娠的治疗分为保守治疗和手术治疗。没有明确诊断以前需行后穹隆穿刺者应配合医师行妇科检查,备阴道检查器械、空针、穿刺针头。已明确诊断确定手术治疗者,应立即做手术前准备。有休克者同时进行抢救,输液、输血、给氧气吸入。保守治疗如用中药,以活血化瘀为主。如采用局部或全身化学药物治疗,常用氨甲蝶呤,可杀死胚芽,经治疗后若血或尿妊娠试验仍为阳性,提示胚胎继续存活,应严密观察是否转为阴性,若病情无改善应确定手术,立即作术前准备。

### 五、评价

术后应早期活动,6小时后即可于床上翻身,48小时后可起床,以预防内出血及手术刺激而造成肠粘连。注意生活要有规律,可经常散步、增加营养以促进机体康复。嘱1个月后复查,以了解恢复情况。有生育要求者,嘱其在身体完全恢复后到医院检查输卵管通畅情况,以利于再孕或继续治疗。

## 第四节 前置胎盘

胎盘正常时附着于子宫体部前壁、后壁或侧壁。当胎盘部分或全部覆盖在子宫下段或子宫颈内口处时,其位置低于胎儿的先露部,称为前置胎盘。根据胎盘边缘与宫颈内口的关系,又分为完全性前置胎盘或中央性前置胎盘、部分性前置胎盘和边缘性前置胎盘。该病是妊娠晚期出血的主要原因之一。发病原因虽尚不明确,但与产褥感染、多产、多次剖宫产等子宫内膜病变有关,主要表现是妊娠晚期无痛性阴道出血,大量流血可导致孕妇贫血、休克、胎儿缺氧、窘迫甚至死亡;诊断除详细询问病史外,主要根据超声检查。

### 一、护理评估

#### (一)病史

仔细询问孕妇的健康史、孕产史及此次怀孕的情况:孕妇的年龄、产次;有无剖宫产史、人工流产史、子宫内膜炎及前置胎盘等病史;妊娠周数,胎位是否正常;孕期,特别是孕28周以后,是否出现无痛性、无诱因、反复阴道流血的情况,并充分估计出血量。

#### (二)身心状况

评估患者的一般情况及生命体征。反复多次或大量出血时,患者出现贫血貌,严重者出现休克表现。孕妇及其家属可因突然阴道流血而感到恐惧或担忧,既担心孕妇的健康,更担心胎儿的安危,可能表现为恐慌、紧张、失眠、手足无措等。

#### (三)诊断检查

1.产科检查

子宫大小与停经月份一致,胎方位清楚,先露高浮,胎心可以正常,也可因孕妇失血过多致胎心异常或消失。前置胎盘位于子宫下段前壁时，可于耻骨联合上方听到胎盘血管杂音。临产后检查宫缩为阵发性，间歇期子宫肌肉可以完全放松。

2.超声波检查

B超断层像可清楚地看到子宫壁、胎头、宫颈和胎盘的位置，胎盘定位准确率达95%以上。

3.阴道检查

阴道检查主要用于终止妊娠前为明确诊断、决定分娩方式的患者。阴道检查有扩大前置胎盘剥离面致大出血、危及生命的危险，如能确诊或流血过多则没有必要进行。个别确有必要，必须在输血、输液和做好手术准备的情况下方可进行。怀疑前置胎盘的患者切忌肛查。

4.实验室检查

查血常规，了解血红蛋白、红细胞数目、红细胞比积以评估有无贫血及贫血的程度；了解白细胞计数及分类以评估有无感染征象。测定凝血因子以估计机体的凝血功能。

5.胎儿状况评估

使用外监护仪测胎儿宫内情况、测羊水L/S比值等了解胎儿的成熟度，为处理做参考。

6.产后检查胎盘及胎膜

胎盘的前置部分可见陈旧性血块附着，呈黑紫色或暗红色，如这些改变位于胎盘的边缘，而且胎膜破口距胎盘边缘的距离少于7 cm，则为部分性前置胎盘。

#### (四)产后评估

重点评估子宫复旧、阴道流血的情况及有无感染征象，如体温、脉搏、呼吸、白细胞计数及分类、宫底高度、子宫收缩、恶露量、性状、气味、伤口愈合情况等。同时评估产妇对手术及分娩经历的生理、心理反应。

### 二、护理诊断

#### (一)组织灌注量改变

其与前置胎盘所致的大出血有关。

#### (二)有感染的危险

其与出血量多、机体抵抗力下降及胎盘剥离面距宫口近等有关。

### (三)恐惧

其与担心本人及胎儿的安危有关。

### (四)气体交换受损

其与低血容量及低血氧、胎盘剥离有关。

### (五)自理能力缺陷

其与前置胎盘需绝对卧床休息有关。

## 三、护理目标

(1)患者血压、脉搏稳定,血流动力学指标恢复正常。

(2)住院期间患者未发生感染,体温、白细胞计数及分类正常。

(3)患者情绪稳定,恐惧症状减轻。

(4)尽可能维持胎儿的血氧供应,不发生因护理不当而造成的胎儿缺氧甚至死亡。

(5)患者卧床期间的基本生活需要能得到及时满足。

## 四、护理措施

### (一)一般护理

根据不同的治疗方案采用不同的护理措施,如孕妇出血量少、妊娠周数<37周、胎儿发育尚未成熟,需采取期待疗法,在保证孕妇安全的前提下,期待胎儿能达到或接近足月,提高胎儿成活率。此类孕妇应住院休息,以避免因活动牵拉子宫颈引起出血,待出血停止后可适当下地活动,给予高蛋白、富含铁剂的食物,以纠正贫血。急性大量出血者应禁食,做好终止妊娠的准备。

### (二)病情观察

前置胎盘的主要表现是反复发生无痛性出血,初次出血量较少,随着子宫下段不断伸展,出血量亦越来越多,偶尔有第一次出血量很多,尤其夜间孕妇在睡眠中也可能发生大量出血。根据出血的特点,在病情观察中应予以重视,尤其夜间要经常注意观察出血量,发现出血量多时应立即通知医师进行抢救,监护胎心、胎动及产兆。

### (三)对症护理

前置胎盘的主要症状是阴道出血,往往因反复阴道流血尤其流血量较多者,表现为情绪紧张,担心母儿的生命安全。针对这种情况应向孕妇介绍病情,消除其顾虑，说明目前的医疗水平完全可以保证母婴安全，但要接受医护人员的指导，与其密切合作才能达到预期目的。

**(四)治疗护理**

前置胎盘随时可能发生大量阴道出血，如发生大量出血应立即输液、输血，纠正休克。完全性和部分性前置胎盘有70%～90%采用剖宫产，应做剖宫产的术前准备。禁做肛诊，避免因刺激引起更多的出血，如果需阴道检查进一步明确诊断，应首先输液再进行检查。若孕妇阴道大量流血而当地无条件处理，应先输液、输血，常规消毒进行阴道填纱布条、腹部加压、包扎，以暂时压迫止血，迅速转院。

**五、评价**

部分性或边缘性前置胎盘经阴道分娩者，产后护理与正常分娩的产后保健相同；如是经剖宫产分娩且出血较多者，要注意产后营养、纠正贫血，定期到医院检查，注意是否月经来潮，如长期闭经要认真检查，排除希恩综合征。

## 第五节　胎 盘 早 剥

妊娠20周后或分娩期，正常位置的胎盘在胎儿娩出前部分或全部从子宫壁剥离，称胎盘早期剥离，简称胎盘早剥。其原因尚不明，与以下因素有关：血管病变、妊娠高血压综合征、高血压、机械性因素如外伤、脐带过短、羊水过多、破膜时宫内压骤减、双胎第一胎娩出后或子宫静脉压突然升高等。

**一、护理评估**

**(一)病史**

详细询问患者的健康史及孕产史，注意收集与胎盘早剥有关的诱发因素，了解本次妊娠的经过，尤其是阴道出血、腹痛等情况。

**(二)身心状况**

重点评估阴道流血出现的时间、量、性质，患者目前的情况，是否有少尿、无尿、休克、凝血功能障碍的表现，腹痛的性质、有无伴随症状，子宫的张力、有无压痛、子宫大小与妊娠月份是否相符，宫底有无上升的征象，胎心、胎动情况，并通过详细的全身及腹部检查判断母儿目前的状况。

随着出血的增多、腹痛的加剧和周围医护人员为此所进行的一系列抢救措施，无时不在提示孕妇：其自身特别是腹中胎儿存在生命的威胁，因此，孕妇除表现出紧张、焦虑、烦躁不安、恐慌、哭泣外，更盼望自己及胎儿能通过医务人员的抢救和自身的配合而得到良好的结局。

### (三)诊断检查

(1)B型超声检查：可确定有无胎盘早剥及估计剥离面的大小及胎儿的状况(有无胎动及胎心搏动)。B超可显示胎盘和子宫壁之间出现液性暗区，界限不太清楚；绒毛膜板向羊膜腔凸出；暗区内有时出现光点反射(积血机化)。

(2)除血、尿常规外，还应查血小板计数、出凝血时间、纤维蛋白原等与凝血功能有关的项目。血常规可帮助了解患者的贫血程度及有无感染征象；尿常规可了解肾功能及有无妊高征；凝血功能检查可了解患者的凝血功能。

## 二、护理诊断

### (一)腹痛

其与胎盘剥离面积有关。若剥离面积>1/3，孕妇突然发生持续性腹痛、腰酸背痛，疼痛程度与胎盘后积血量成正比。

### (二)出血性休克

如果剥离面>1/2，无论内出血或外出血都多，可致出血性休克，甚至发生凝血机制障碍，出血不止。

### (三)有胎儿受伤的危险

其与胎盘功能障碍有关

### (四)焦虑

其与预感到个体健康受到威胁有关，与已经或预感到将要失去胎儿有关。

### (五)知识缺乏

其与对胎盘早剥的认识有限有关

## 三、护理目标

(1)纠正休克：输新鲜血，输液。

(2)及时终止妊娠：一旦确诊，必须即时终止妊娠。

(3)减轻孕妇的焦虑、恐惧感。

## 四、护理措施

### (一)一般护理

轻型者的护理原则与正常分娩基本相同;重型者应根据孕妇的具体情况,如子宫内出血量较多、有休克表现,应采用平卧位,以利于纠正休克,暂禁食。

### (二)病情观察

应严密观察阴道流血量与产程进展,测量子宫底高度,从孕妇入院开始应在子宫底处作一标记,观察子宫底是否升高,如有升高提示内出血量增多,同时要经常听胎心音,有条件的应持续胎心音监护。重型孕妇子宫内隐性出血多见,应严密观察生命体征变化,详细记录,观察阴道出血量,注意有无出血不凝或仅有较软的凝血块,预防 DIC 的发生,观察尿量,预防急性肾衰竭。重型孕妇因发病急、症状重,孕妇及家属情绪紧张、恐惧,故应沉着有序地工作,安慰患者,但对其家属应说明危险性及可能发生的并发症。

### (三)治疗护理

轻型经阴道分娩者要采取尽量缩短产程的措施,可先行人工破膜,缩减子宫容积,压迫胎盘,使之不继续剥离;破膜后腹部加压沙袋,以腹带包扎腹部,以减少出血,必要时静脉滴注催产素,要注意点滴的速度,开始 15 滴/分钟,以后根据宫缩强度调节,如需要阴道检查,应准备检查物品、备血、输液后检查。重型者阴道流血量与孕妇贫血不成比例。血液多积聚于胎盘与子宫壁之间,孕妇处于休克状态,应立即抢救休克,输液、输血、氧气吸入,同时做剖宫产的术前准备。

## 五、评价

再次妊娠要做好孕期保健及宣教,积极防治妊高征,对合并高血压和慢性肾炎等高危妊娠者应加强管理,妊娠期避免腹部外伤。

# 第九章

# 儿 科 护 理

## 第一节 小 儿 肺 炎

肺炎系指不同病原体或其他因素所致的肺部炎症，以发热、咳嗽、气促、呼吸困难和肺部固定湿啰音为共同临床表现，该病是儿科常见疾病中能威胁生命的疾病之一。据联合国儿童基金会统计，全世界每年有350万左右<5岁儿童死于肺炎，占<5岁儿童总病死率的28%；我国每年<5岁儿童因肺炎死亡者约35万，占全世界儿童肺炎死亡数的10%。因此积极采取措施，降低小儿肺炎的病死率，是21世纪世界儿童生存、保护和发展纲要规定的重要任务。

目前，小儿肺炎的分类尚未统一，常用方法有4种，各种肺炎可单独存在，也可两种同时存在。①病理分类：可分为支气管肺炎、大叶性肺炎、间质性肺炎等。②病因分类：感染性肺炎，如病毒性肺炎、细菌性肺炎、支原体肺炎、衣原体肺炎、真菌性肺炎、原虫性肺炎；非感染性肺炎，如吸入性肺炎、坠积性肺炎等。③病程分类：急性肺炎（病程<1个月），迁延性肺炎（病程1～3个月），慢性肺炎（病程>3个月）。④病情分类：轻症肺炎（主要为呼吸系统表现）、重症肺炎（除呼吸系统受累外，其他系统也受累，且全身中毒症状明显）。

临床上若病因明确，则按病因分类，否则按病理分类。

### 一、病因与发病机制

引起肺炎的主要病原体为病毒和细菌，病毒中最常见的为呼吸道合胞病毒，其次为腺病毒、流感病毒等；细菌中以肺炎链球菌多见，其他有葡萄球菌、链球菌、革兰氏阴性杆菌等。低出生体重、营养不良、维生素D缺乏性佝偻病、先天性心脏病等患儿易患本病，且病情严重，容易迁延不愈，病死率也较高。

病原体多由呼吸道入侵，也可经血行入肺，引起支气管、肺泡、肺间质炎症，支气管因黏膜水肿而管腔变窄，肺泡壁因充血水肿而增厚，肺泡腔内充满炎症渗出物，影响了通气和气体交换；同时由于小儿呼吸系统的特点，当炎症进一步加重时，可使支气管管腔更加狭窄，甚至阻塞，造成通气和换气功能障碍，导致低氧血症及高碳酸血症。为代偿缺氧，患儿呼吸与心率加快，出现鼻翼翕动和三凹征，严重时可产生呼吸衰竭。由于病原体作用，重症常伴有毒血症，引起不同程度的感染中毒症状。缺氧、二氧化碳潴留及毒血症可导致循环系统、消化系统、神经系统的一系列症状以及水、电解质和酸碱平衡紊乱。

**(一)循环系统**

缺氧使肺小动脉反射性收缩，肺循环压力增高，形成肺动脉高压；同时病原体和毒素侵袭心肌，引起中毒性心肌炎。肺动脉高压和中毒性心肌炎均可诱发心力衰竭。重症患儿常出现微循环障碍、休克甚至弥散性血管内凝血。

**(二)中枢神经系统**

缺氧和高碳酸血症使脑血管扩张、血流减慢，血管通透性增加，致使颅内压增高。严重缺氧和脑供氧不足使脑细胞无氧代谢增加，造成乳酸堆积、ATP 生成减少和 Na-K 离子泵转运功能障碍，引起脑细胞内水、钠潴留，形成脑水肿。病原体毒素作用亦可引起脑水肿。

**(三)消化系统**

低氧血症和毒血症可引起胃黏膜糜烂、出血、上皮细胞坏死脱落等应激性反应，导致黏膜屏障功能破坏，使胃肠功能紊乱，严重者可引起中毒性肠麻痹和消化道出血。

**(四)水、电解质和酸碱平衡紊乱**

重症肺炎可出现混合性酸中毒，因为严重缺氧时体内需氧代谢障碍、酸性代谢产物增加，常可引起代谢性酸中毒；而二氧化碳潴留、$H_2CO_3$ 增加又可导致呼吸性酸中毒。缺氧和二氧化碳潴留还可导致肾小动脉痉挛而引起水、钠潴留，重症者可造成稀释性低钠血症。

## 二、临床表现

**(一)支气管肺炎**

支气管肺炎为小儿最常见的肺炎。多见于 3 岁以下婴幼儿。

1.轻症

以呼吸系统症状为主，大多起病较急。主要表现为发热、咳嗽和气促。

(1)发热:热型不定,多为不规则热,新生儿或重度营养不良儿可不发热,甚至体温不升。

(2)咳嗽:较频,早期为刺激性干咳,以后有痰,新生儿则表现为口吐白沫。

(3)气促:多发生在发热、咳嗽之后,呼吸频率加快,每分钟可达40~80次,可有鼻翼翕动、点头呼吸、三凹征、唇周发绀。肺部可听到较固定的中、细湿啰音,病灶较大者可出现肺实变体征。

2.重症

重症肺炎常有全身中毒症状及循环、神经、消化系统受累的临床表现。

(1)循环系统:常见心肌炎、心力衰竭及微循环障碍。心肌炎表现为面色苍白、心动过速、心音低钝、心律失常,心电图显示ST段下移和T波低平、倒置;心力衰竭表现为呼吸突然加快,>60次/分;极度烦躁不安,明显发绀,面色发灰;心率增快,>180次/分,心音低钝有奔马率;颈静脉怒张,肝脏迅速增大,尿少或无尿,颜面或下肢水肿等。

(2)神经系统:表现为烦躁或嗜睡,脑水肿时出现意识障碍、反复惊厥、前囟膨隆、脑膜刺激征等。

(3)消化系统:常有食欲缺乏、腹胀、呕吐、腹泻等;重症可引起中毒性肠麻痹和消化道出血,表现为严重腹胀、肠鸣音消失、便血等。

若延误诊断或病原体致病力强,可引起脓胸、脓气胸、肺大疱等并发症,多表现为体温持续不退,或退而复升,中毒症状或呼吸困难突然加重。

**(二)几种不同病原体所致肺炎的特点**

1.呼吸道合胞病毒性肺炎

其由呼吸道合胞病毒感染所致,多见于2岁以内婴幼儿,尤以2~6个月婴儿多见。常于上呼吸道感染后2~3天出现干咳、低至中度发热,喘憋为突出表现,2~3天后病情逐渐加重,出现呼吸困难和缺氧症状。肺部听诊可闻及多量哮鸣音、呼气性喘鸣,肺基底部可听到细湿啰音。喘憋严重时可合并心力衰竭、呼吸衰竭。临床上有两种类型。

(1)毛细支气管炎:有上述临床表现,但中毒症状不严重,当毛细支气管接近完全阻塞时,呼吸音可明显减低,胸部X线常显示不同程度的梗阻性肺气肿和支气管周围炎,有时可见小点片状阴影或肺不张。

(2)间质性肺炎:全身中毒症状较重,呼吸困难明显,肺部体征出现较早,胸部X线呈线条状或单条状阴影增深,或互相交叉成网状阴影,多伴有小点状致密阴影。

2.腺病毒性肺炎

此为腺病毒引起，在我国以3、7两型为主，11、12型次之。本病多见于6个月～2岁的婴幼儿。起病急骤，呈稽留高热，全身中毒症状明显，咳嗽较剧，可出现喘憋、呼吸困难、发绀等。肺部体征出现较晚，常在发热4～5天后出现湿啰音，以后病变融合而呈现肺实变体征，少数患儿可并发渗出性胸膜炎。胸部X线改变的出现较肺部体征为早，可见大小不等的片状阴影或融合成大病灶，并多见肺气肿，病灶吸收较缓慢，需数周至数月。

3.葡萄球菌肺炎

这主要包括金黄色葡萄球菌及白色葡萄球菌所致的肺炎，多见于新生儿及婴幼儿。临床起病急，病情重，进展迅速；多呈弛张高热，婴儿可呈稽留热；中毒症状明显，面色苍白、咳嗽、呻吟、呼吸困难，皮肤常见一过性猩红热样或荨麻疹样皮疹，有时可找到化脓灶，如疖肿等。肺部体征出现较早，双肺可闻及中、细湿啰音，易并发脓胸、脓气胸等，可合并循环、神经及胃肠功能障碍。胸部X线常见浸润阴影，易变性是其特征。

4.流感嗜血杆菌肺炎

此类肺炎由流感嗜血杆菌引起。近年来，由于广泛使用广谱抗生素和免疫抑制剂，加上院内感染等因素，流感嗜血杆菌感染有上升趋势，多见于＜4岁的小儿，常并发于流感病毒或葡萄球菌感染者。临床起病较缓，病情较重，全身中毒症状明显，有发热、痉挛性咳嗽、呼吸困难、鼻翼翕动、三凹征、发绀等。体检肺部有湿啰音或肺实变体征，易并发脓胸、脑膜炎、败血症、心包炎、中耳炎等。胸部X线表现多种多样。

5.肺炎支原体肺炎

本型肺炎由肺炎支原体引起，多见于年长儿，婴幼儿发病率也较高。以刺激性咳嗽为突出表现，有的酷似百日咳样咳嗽，咯出黏稠痰，甚至带血丝；常有发热，热程1～3周。年长儿可伴有咽痛、胸闷、胸痛等症状，肺部体征不明显，常仅有呼吸音粗糙，少数闻及干湿啰音。婴幼儿起病急，呼吸困难、喘憋和双肺哮鸣音较突出。部分患儿出现全身多系统的临床表现，如心肌炎、心包炎、溶血性贫血、脑膜炎等。胸部X线检查可分为4种改变：①肺门阴影增浓。②支气管肺炎改变。③间质性肺炎改变。④均一的实变影。

6.衣原体肺炎

沙眼衣原体肺炎多见于6个月以下的婴儿，可于产时或产后感染，起病缓，先有鼻塞、流涕，后出现气促、频繁咳嗽，有的酷似百日咳样阵咳，但无回声，偶有呼吸暂停或呼气喘鸣，一般无发热。可同时患有结膜炎或有结膜炎病史。胸部X线呈弥漫性间质性改变和过度充气。肺炎衣原体肺炎多见于5岁以上小儿，发病隐匿，体温不高，咳嗽逐渐加重，两肺可闻及干湿啰音。X线显示单侧肺下叶浸润，少数呈广泛单侧或双侧浸润。

## 三、治疗要点

采取综合措施，积极控制感染，改善肺的通气功能，防止并发症。

### （一）控制感染

根据不同病原体选用敏感抗生素积极控制感染，使用原则：早期、联合、足量、足疗程，重症宜静脉给药。

WHO推荐的4种第1线抗生素：复方磺胺甲基异噁唑、青霉素、氨苄西林、阿莫西林，其中青霉素为首选药，复方磺胺甲基异噁唑不能用于新生儿。怀疑有金葡菌肺炎者，推荐用氨苄西林、氯霉素、苯唑西林或氯唑西林和庆大霉素。我国卫健委对轻症肺炎推荐使用头孢氨苄（头孢菌素Ⅳ）。大环内酯类抗生素如红霉素、交沙霉素、罗红霉、阿奇霉素素等对支原体肺炎、衣原体肺炎等均有效；除阿奇霉素外，用药时间应持续至体温正常后5～7天，临床症状基本消失后3天。支原体肺炎至少用药2～3周。应用阿奇霉素3～5天1个疗程，根据病情可再重复1个疗程，以免复发。葡萄球菌肺炎比较顽固，疗程宜长，一般于体温正常后继续用药2周，总疗程6周。

病毒感染尚无特效药物，可用利巴韦林、干扰素、聚肌胞、乳清液等，中药治疗有一定疗效。

### （二）对症治疗

止咳、止喘、保持呼吸道通畅；纠正低氧血症、水电解质与酸碱平衡紊乱；对于中毒性肠麻痹者，应禁食、胃肠减压，皮下注射新斯的明。对有心力衰竭、感染性休克、脑水肿、呼吸衰竭者，采取相应的治疗措施。

### （三）肾上腺皮质激素的应用

若中毒症状明显，或严重喘憋，或伴有脑水肿、中毒性脑病、感染性休克、呼吸衰竭等以及胸膜有渗出者，可应用肾上腺皮质激素，常用地塞米松，每天2～3次，每次2～5 mg，疗程3～5天。

### （四）防治并发症

对并发脓胸、脓气胸者及时抽脓、抽气；对年龄小、中毒症状明显、脓液黏稠经反复穿刺抽脓不畅者，以及有张力气胸者进行胸腔闭式引流。

## 四、护理措施

### （一）改善呼吸功能

（1）保持病室环境舒适，空气流通，温湿度适宜，尽量使患儿安静，以减少氧的消耗。不同病原体肺炎患儿应分室居住，以防交叉感染。

（2）置患儿于有利于肺扩张的体位并经常更换，或抱起患儿，以减少肺部淤血和防止肺不张。

（3）给氧：凡有低氧血症，有呼吸困难、喘憋、口唇发绀、面色灰白等情况立即给氧；婴幼儿可用面罩法给氧，年长儿可用鼻导管法；若出现呼吸衰竭，则使用人工呼吸器。

（4）正确留取标本，以指导临床用药；遵医嘱使用抗生素治疗，以消除肺部炎症，促进气体交换；注意观察治疗效果。

### （二）保持呼吸道通畅

（1）及时清除患儿口鼻分泌物，经常协助患儿转换体位，同时轻拍背部，边拍边鼓励患儿咳嗽，以促使肺泡及呼吸道的分泌物借助重力和震动易于排出；病情许可的情况下可进行体位引流。

（2）给予超声雾化吸入，以稀释痰液，利于咳出，必要时予以吸痰。

（3）遵医嘱给予祛痰剂，如复方甘草合剂等；对严重喘憋者，遵医嘱给予支气管解痉剂。

（4）给予易消化、营养丰富的流质、半流质饮食，少食多餐，避免过饱影响呼吸；哺喂时应耐心，防止呛咳引起窒息；重症不能进食者，给予静脉营养。保证液体的摄入量，以湿润呼吸道黏膜，防止分泌物干结，利于痰液排出；同时可以防止发热导致的脱水。

### （三）加强体温监测

观察体温变化并警惕高热惊厥的发生，对高热者给予降温措施，保持口腔及皮肤清洁。

### （四）密切观察病情

（1）如患儿出现烦躁不安、面色苍白、气喘加剧、心率加速（>160 次/分）、肝脏在短时间内急剧增大等心力衰竭的表现，及时报告医师，给予氧气吸入并减慢输液速度，遵医嘱给予强心、利尿药物，以增强心肌收缩力，减慢心率，增加心搏出量,减轻体内水、钠潴留,从而减轻心脏负荷。

(2)若患儿出现烦躁或嗜睡、惊厥、昏迷、呼吸不规则等,提示颅内压增高,立即报告医师并共同抢救。

(3)患儿腹胀明显伴低钾血症时,及时补钾;若有中毒性肠麻痹,应禁食,予以胃肠减压,遵医嘱皮下注射新斯的明,以促进肠蠕动,消除腹胀,缓解呼吸困难。

(4)如患儿病情突然加重,出现剧烈咳嗽、烦躁不安、呼吸困难、胸痛、面色发绀、患侧呼吸运动受限等,提示并发脓胸或脓气胸,应及时配合进行胸穿或胸腔闭式引流。

**(五)健康教育**

向患儿家长讲解疾病的有关知识和护理要点,指导家长合理喂养,加强体格锻炼,以改善小儿呼吸功能;对易患呼吸道感染的患儿,在寒冷季节或气候骤变外出时,应注意保暖,避免着凉;定期健康检查,按时预防接种;对年长儿说明住院和注射等对疾病痊愈的重要性,鼓励患儿克服暂时的痛苦,与医护人员合作;教育患儿咳嗽时用手帕或纸捂嘴,不随地吐痰,防止病原菌污染空气而传染给他人。

## 第二节 小儿惊厥

惊厥的病理生理基础是脑神经元的异常放电和过度兴奋,是由多种原因所致的大脑神经元暂时性功能紊乱的一种表现。发作时全身或局部肌群突然发生阵挛或强直性收缩,多伴有不同程度的意识障碍。惊厥是小儿最常见的急症,有5%～6%的小儿曾发生过高热惊厥。

### 一、病因

小儿惊厥(convulsions in children)可由众多因素引起,凡能造成脑神经元兴奋性功能紊乱的因素,如脑缺氧、缺血、低血糖、脑炎症、水肿、中毒变性、坏死等,均可导致惊厥的发生。将其病因归纳为以下几类。

**(一)感染性疾病**

1.颅内感染性疾病

(1)细菌性脑膜炎、脑血管炎、颅内静脉窦炎。

(2)病毒性脑炎、脑膜脑炎。

(3)脑寄生虫病,如脑型肺吸虫病、脑型血吸虫病、脑囊虫病、脑棘球蚴病、脑型疟疾等。

(4)各种真菌性脑膜炎。

2.颅外感染性疾病

(1)呼吸系统感染性疾病。

(2)消化系统感染性疾病。

(3)泌尿系统感染性疾病。

(4)全身性感染性疾病以及某些传染病。

(5)感染性病毒性脑病,脑病合并内脏脂肪变性综合征。

**(二)非感染性疾病**

1.颅内非感染性疾病

(1)癫痫。

(2)颅内创伤,出血。

(3)颅内占位性病变。

(4)中枢神经系统畸形。

(5)脑血管病。

(6)神经皮肤综合征。

(7)中枢神经系统脱髓鞘病和变性疾病。

2.颅外非感染性疾病

(1)中毒:如有毒动植物,氰化钠、铅、汞中毒,急性酒精中毒及各种药物中毒等。

(2)缺氧:如新生儿窒息,溺水,麻醉意外,一氧化碳中毒,心源性脑缺血综合征等。

(3)先天性代谢异常疾病:如苯酮尿症、黏多糖病、半乳糖血症、肝豆状核变性、尼曼-皮克病等。

(4)水电解质紊乱及酸碱失衡:如低血钙、低血钠、高血钠及严重代谢性酸中毒等。

(5)全身及其他系统疾病并发症:如系统性红斑狼疮、风湿病、肾性高血压脑病、尿毒症、肝昏迷、糖尿病、低血糖、胆红素脑病等。

(6)维生素缺乏症:如维生素 $B_6$ 缺乏症、维生素 $B_6$ 依赖症、维生素 $B_1$ 缺乏性脑型脚气病等。

## 二、临床表现

### (一)惊厥发作形式

1.强直-阵挛发作

其发作时突然意识丧失,摔倒,全身强直,呼吸暂停,角弓反张,牙关紧闭,面色青紫,持续10～20秒,转入阵挛期;不同肌群交替收缩,致肢体及躯干有节律地抽动,口吐白沫(若咬破舌头可吐血沫);呼吸恢复,但不规则,数分钟后肌肉松弛而缓解,可有尿失禁,然后入睡,醒后可有头痛、疲乏,对发作不能回忆。

2.肌阵挛发作

这是由肢体或躯干的某些肌群突然收缩(或称电击样抽动),表现为头、颈、躯干或某个肢体快速抽搐。

3.强直发作

强直发作表现为肌肉突然强直性收缩,肢体可固定在某种不自然的位置持续数秒钟,躯干四肢姿势可不对称,面部强直表情,眼及头偏向一侧,睁眼或闭眼,瞳孔散大,可伴呼吸暂停,意识丧失,发作后意识较快恢复,不出现发作后嗜睡。

4.阵挛性发作

其发作时全身性肌肉抽动,左右可不对称,肌张力可增高或减低,有短暂意识丧失。

5.局限性运动性发作

此发作时无意识丧失,常表现为下列形式。

(1)某个肢体或面部抽搐:由于口、眼、手指在脑皮层运动区所代表的面积最大,因而这些部位最易受累。

(2)杰克逊(Jackson)癫痫发作:发作时大脑皮质运动区异常放电灶逐渐扩展到相邻的皮层区。抽搐也按皮层运动区对躯干支配的顺序扩展,如从面部抽搐开始→手→前臂→上肢→躯干→下肢;若进一步发展,可成为全身性抽搐,此时可有意识丧失;常提示颅内有器质性病变。

(3)旋转性发作:发作时头和眼转向一侧,躯干也随之强直性旋转,或一侧上肢上举,另一侧上肢伸直,躯干扭转等。

6.新生儿轻微惊厥

这是新生儿期常见的一种惊厥形式,发作时呼吸暂停,两眼斜视,眼睑抽搐,频频的眨眼动作,伴流涎,吸吮或咀嚼样动作,有时还出现上下肢类似游泳或蹬自行车样的动作。

### (二)惊厥的伴随症状及体征

1.发热

发热为小儿惊厥最常见的伴随症状，如系单纯性或复杂性高热惊厥患儿，于惊厥发作前均有38.5 ℃，甚至 40 ℃以上高热。由上呼吸道感染引起者，还可有咳嗽、流涕、咽痛、咽部出血、扁桃体肿大等表现。如为其他器官或系统感染所致惊厥，绝大多数均有发热及其相关的症状和体征。

2.头痛及呕吐

此为小儿惊厥常见的伴随症状之一，年长儿能正确叙述头痛的部位、性质和程度，婴儿常表现为烦躁、哭闹、摇头、抓耳或拍打头部。多伴有频繁喷射状呕吐，常见于颅内疾病及全身性疾病，如各种脑膜炎、脑炎、中毒性脑病、瑞氏综合征、颅内占位性病变等。同时还可出现程度不等的意识障碍，颈项抵抗，前囟饱满，颅神经麻痹，肌张力增高或减弱，克氏征、布鲁津斯基征及巴宾斯基征阳性等体征。

3.腹泻

如遇重度腹泻病，可致水电解质紊乱及酸碱失衡，出现严重低钠或高钠血症，低钙、低镁血症，以及由于补液不当，造成水中毒也可出现惊厥。

4.黄疸

新生儿溶血症，当出现胆红素脑病时，不仅皮肤巩膜高度黄染，还可有频繁性惊厥；重症肝炎患儿，当肝衰竭，出现惊厥前即可见到明显黄疸；在瑞氏综合征、肝豆状核变性等病程中，均可出现不等的黄疸，此类疾病初期或中末期均能出现惊厥。

5.水肿、少尿

水肿、少尿是各类肾炎或肾病为儿童时期常见多发病，水肿、少尿为该类疾病的首起表现，当其中部分患儿出现急、慢性肾衰竭，或肾性高血压脑病时，均可有惊厥。

6.智力低下

智力低下常见于新生儿窒息所致缺氧、缺血性脑病，颅内出血患儿，病初即有频繁惊厥，其后有不同程度的智力低下。智力低下亦见于先天性代谢异常疾病，如苯酮尿症、糖尿症等氨基酸代谢异常病。

## 三、诊断依据

### (一)病史

了解惊厥的发作形式，持续时间，有无意识丧失，伴随症状，诱发因素及有关的家族史。

### (二)体检

全面的体格检查,尤其神经系统的检查,如神志、头颅、头围、囟门、颅缝、脑神经、瞳孔、眼底、颈抵抗、病理反射、肌力、肌张力、四肢活动等。

### (三)实验室及其他检查

1.血尿粪常规

血白细胞显著增高,通常提示细菌感染。红细胞血色素很低,网织红细胞增高,提示急性溶血。尿蛋白及细胞数增高,提示肾炎或肾盂肾炎。粪镜检,除外痢疾。

2.血生化等检验

除常规查肝肾功能、电解质外,应根据病情选择有关检验。

3.脑脊液检查

凡疑有颅内病变惊厥患儿,尤其是颅内感染时,均应做脑脊液常规、生化、培养或有关的特殊化验。

4.脑电图

脑电图阳性率可达80%～90%,小儿惊厥,尤其无热惊厥,其中不少系小儿癫痫。脑电图上可表现为阵发性棘波、尖波、棘慢波、多棘慢波等多种波型。

5.CT 检查

疑有颅内器质性病变惊厥患儿,应做脑 CT 扫描,高密度影见于钙化、出血、血肿及某些肿瘤;低密度影常见于水肿,脑软化,脑脓肿,脱髓鞘病变及某些肿瘤。

6.MRI 检查

MRI 对脑、脊髓结构异常反映较 CT 更敏捷,能更准确反映脑内病灶。

7.单光子反射计算机体层成像 SPECT

其可显示脑内不同断面的核素分布图像,对癫痫病灶、肿瘤定位及脑血管疾病提供诊断依据。

## 四、治疗

### (一)止惊治疗

1.地西泮

每次 0.25～0.5 mg/kg,最大剂量不大于 10 mg,缓慢静脉注射,1 分钟不大于 1 mg。必要时可在15～30 分钟后重复静脉注射 1 次,以后可口服维持。

2.苯巴比妥钠

新生儿首次剂量15～20 mg静脉注射，维持量3～5 mg/(kg·d)，婴儿、儿童首次剂量为5～10 mg/kg，静脉注射或肌内注射，维持量5～8 mg/(kg·d)。

3.水合氯醛

每次50 mg/kg，加水稀释成5%～10%溶液，保留灌肠。惊厥停止后改用其他镇静剂止惊药维持。

4.氯丙嗪

剂量为每次1～2 mg/kg，静脉注射或肌内注射，2～3小时后可重复1次。

5.苯妥英钠

每次5～10 mg/kg，肌内注射或静脉注射。遇有“癫痫持续状态”时可给予15～20 mg/kg，速度不超过1 mg/(kg·min)。

6.硫苯妥钠

催眠，大剂量有麻醉作用。每次10～20 mg/kg，稀释成2.5%溶液肌内注射；也可缓慢静脉注射，边注射边观察，惊止即停止注射。

### (二)降温处理

1.物理降温

物理降温可用30%～50%乙醇擦浴，头部、颈、腋下、腹股沟等处可放置冰袋，亦可用冷盐水灌肠，或用低于体温3～4 ℃的温水擦浴。

2.药物降温

一般用安乃近每次5～10 mg/kg，肌内注射；亦可用其滴鼻，超过3岁患儿，每次2～4滴。

### (三)降低颅内压

惊厥持续发作时，引起脑缺氧、缺血，易致脑水肿；如惊厥系颅内感染炎症引起，疾病本身即有脑组织充血水肿，颅内压增高，因而及时应用脱水降颅内压治疗。常用20%甘露醇溶液每次5～10 mL/kg，静脉注射或快速静脉滴注(10 mL/min)，6～8小时重复使用。

### (四)纠正酸中毒

惊厥频繁，或持续发作过久，可致代谢性酸中毒，如血气分析发现血pH<7.2，BE为15 mmol/L时，可用5%碳酸氢钠3～5 mL/kg，稀释成1.4%的等张液静脉滴注。

### (五)病因治疗

对惊厥患儿应通过病史了解,全面体检及必要的化验检查,争取尽快地明确病因,给予相应治疗。对可能反复发作的病例,还应制订预防复发的防治措施。

## 五、护理

### (一)护理诊断

(1)有窒息的危险。

(2)有受伤的危险。

(3)潜在并发症:脑水肿。

(4)潜在并发症:酸中毒。

(5)潜在并发症:呼吸、循环衰竭。

(6)知识缺乏。

### (二)护理目标

(1)不发生误吸或窒息,适当加以保护防止受伤。

(2)保护呼吸功能,预防并发症。

(3)患儿家长情绪稳定,能掌握止痉、降温等应急措施。

### (三)护理措施

1.一般护理

(1)将患儿平放于床上,取头侧位。保持安静,治疗操作应尽量集中进行,动作轻柔敏捷,禁止一切不必要的刺激。

(2)保持呼吸道通畅:头侧向一边,及时清除呼吸道分泌物。有发绀者供给氧气,窒息时施行人工呼吸。

(3)控制高热:物理降温可用温水或冷水毛巾湿敷额头部,每 5～10 分钟更换 1 次,必要时用冰袋放在额部或枕部。

(4)注意安全,预防损伤,清理好周围物品,防止坠床和碰伤。

(5)协助做好各项检查,及时明确病因。根据病情需要,于惊厥停止后,配合医师作血糖、血钙或腰椎穿刺、血气分析及血电解质等针对性检查。

(6)加强皮肤护理:保持皮肤清洁干燥,衣、被、床单清洁、干燥、平整,以防皮肤感染及压疮的发生。

(7)心理护理:关心体贴患儿,处置操作熟练、准确,以取得患儿信任,消除其恐惧心理。说服患儿及家长主动配合各项检查及治疗,使诊疗工作顺利进行。

2.临床观察内容

(1)惊厥发作时,观察惊厥患儿抽搐的时间和部位,有无其他伴随症状。

(2)观察病情变化,尤其随时观察呼吸、面色、脉搏、血压、心音、心率、瞳孔大小、对光反射等重要的生命体征,发现异常及时通报医师,以便采取紧急抢救措施。

(3)观察体温变化,如有高热,及时做好物理降温及药物降温;如体温正常,应注意保暖。

3.药物观察内容

(1)观察止惊药物的疗效。

(2)使用地西泮、苯巴比妥钠等止惊药物时,注意观察患儿呼吸及血压的变化。

4.预见性观察

若惊厥持续时间长、频繁发作,应警惕有无脑水肿、颅内压增高的表现,如收缩压升高、脉率减慢、呼吸节律慢而不规则,则提示颅内压增高。如未及时处理,可进一步发生脑疝,表现为瞳孔不等大、对光反射消失、昏迷加重、呼吸节律不整甚至骤停。

**六、康复与健康指导**

(1)做好患儿的病情观察准备好急救物品,教会家属正确的退热方法,提高家长的急救知识和技能。

(2)加强患儿营养与体育锻炼,做好基础护理等。

(3)向家长详细交代患儿的病情、惊厥的病因和诱因,指导家长掌握预防惊厥的措施。

## 第三节　小儿腹泻

小儿腹泻是多病原、多因素引起的以腹泻为主的一组疾病。

### 一、护理评估

#### (一)健康史

应详细询问喂养史,是母乳喂养还是人工喂养,喂何种乳品,冲调浓度、喂哺次数及量，添加辅食及断奶情况。并了解当地有无类似疾病的流行。并注意患儿有无不洁饮食史、肠道内外感染、食物过敏史、外出旅游和气候变化史等。询问患儿腹泻开始时间，次数、颜色、性质、量、气味。并是否伴随发热、呕吐、腹胀、腹痛及里急后重等症状。既往有无腹泻史，其他疾病史和长期服用广谱抗生素史等。

### （二）身体状况

观察患儿生命体征，有无腹痛、里急后重、大便性状为松散或水样，密切观察患儿生命体征、体重、出入量、尿量、神志状态、营养状态，皮肤弹性、眼窝凹陷、口舌黏膜干燥、神经反射等脱水表现。并评估脱水的程度和性质，检查肛周皮肤有无发红、破损；了解大便常规、大便致病菌培养等实验室检查结果。

### （三）心理-社会状况

腹泻是小儿的常见病、多发病，年龄越小、发病率越高，特别是在贫困和卫生条件较差的地区，家长缺乏喂养及卫生知识是导致小儿易患腹泻的重要原因。故应了解患儿家长的心理状况及对疾病的病因、护理知识的认识程度，注意评估患儿家庭的经济状况、聚居条件、卫生习惯、家长的文化程度及家长对病因、护理知识的了解程度，认识疾病流行趋势。

### （四）实验室检查

了解大便常规及致病菌培养等化验结果。分析血常规、红细胞计数、血清电解质、尿素氮、二氧化碳结合力（$CO_2CP$）等可了解体内酸碱平衡紊乱性质和程度。

## 二、护理诊断

### （一）体液不足

体液不足与腹泻、呕吐丢失过多和摄入量不足有关。

### （二）体温过高

体温过高与肠道感染有关。

### （三）有皮肤黏膜完整性受损的危险

有皮肤黏膜完整性受损的危险与腹泻大便次数增多刺激臀部皮肤及尿布使用不当有关。

### （四）知识缺乏（家长）

与喂养知识、卫生知识及腹泻患儿护理知识缺乏有关。

### (五)营养失调:营养低于机体需要量

呕吐腹泻等消化功能障碍所致。

### (六)排便异常腹泻

排便异常腹泻与喂养不当,肠道感染或功能紊乱。

### (七)腹泻

腹泻与喂养不当、感染导致胃肠道功能紊乱有关。

### (八)有交叉感染的可能

交叉感染与免疫力低下有关。

### (九)潜在并发症

1.酸中毒

酸中毒与腹泻丢失碱性物质及热能摄入不足有关。

2.低血钾

低血钾与腹泻、呕吐丢失过多和摄入不足有关。

## 三、护理目标

(1)患儿腹泻、呕吐、排便次数逐渐减少至正常,大便次数性状颜色恢复正常。

(2)患儿脱水、电解质紊乱纠正,体重恢复正常,尿量正常,获得足够的液体和电解质。

(3)体温逐渐恢复正常。

(4)住院期间患儿能保持皮肤的完整性,不再有红臀发生。

(5)家长能说出婴儿腹泻的病因、预防措施和喂养知识,能协助医护人员护理患儿。

(6)患儿不发生酸中毒,低血钾等并发症。

(7)避免交叉感染的发生。

(8)保证患儿营养的补充将患儿体重保持不减或有增加。

## 四、护理措施

新入院的患儿首先要测量体重,便于了解患儿脱水情况和计液量。以后每周测 1 次,了解患儿恢复和体重增长情况。

### (一)体液不足的护理

1.口服补液疗法的护理

适用于无脱水、轻中脱水或呕吐不严重的患儿,可采用口服方法,它能补充身体丢失的水分和盐，执行医嘱给口服补液盐时应在 4～6 小时之内少量多次喂，同时可以随意喂水，口服液盐一定用冷开水或温开水溶解。

(1)一般轻度脱水需 50～80 mL/kg，中度脱水需 80～100 mL/kg，于 8～12 小时内将累积损失量补足；脱水纠正后，将余量用等量水稀释按病情需要随时口服。对无脱水患儿，可在家进行口服补液的护理，可将 ORS 溶液加等量水稀释，每天 50～100 mL/kg，少量频服，以预防脱水(新生儿慎用)，有明显腹胀、休克、心功能不全或其他严重并发症者及新生儿不宜口服补液。在口服补液过程中，如呕吐频繁或腹泻、脱水加重，应改为静脉补液。服用 ORS 溶液期间，应适当增加水分，以防高钠血症。

(2)护理中的注意事项：①向家长说明和示范口服液的配制方法。②向家长示范喂服方法，2 岁以下的患儿每 1～2 分钟喂 1 小勺约 5 mL，大一点的患儿可用杯子直接喝，如有呕吐，停10 分钟后再慢慢喂服(每 2～3 分钟喂一勺)。③对于在家进行口服补液的患儿，应指导家长病情观察方法。口服补液可直到腹泻停止，并继续喂养。如病情不见好转或加重，应及时到医院就诊。④密切观察病情，如患儿出现眼睑浮肿应停止服用 ORS 液，改用白开水或母乳，水肿消退后再按无脱水的方案服用。4 小时后应重新估计患儿脱水状况，然后选择上述适当的方案继续治疗护理。

2.禁食、静脉补液

适用于中度以上脱水，吐、泻重或腹胀的患儿。在静脉输液前协助医师取静脉血做钾、钠、氯、二氧化碳结合力等项目检查。

(1)第 1 天补液：①输液总量，按医嘱要求安排 24 小时的液体总量(包括累积损失量、继续损失量和生理需要量)。并本着“急需先补、先快后慢、见尿补钾”的原则分批输入。如患儿烦躁不安，应检查原因，必要时可遵医嘱给予适量的镇静剂，如复方氯丙嗪，10%水合氯醛，以防患儿因烦躁不安而影响静脉输液。一般轻度脱水 90～120 mL/kg，中度脱水 120～150 mL/kg，重度脱水 150～180 mL/kg。②溶液种类，根据脱水性质而定，若临床判断脱水困难，可先按等渗脱水处理。对于治疗前 6 小时内无尿的患儿首先要在30 分钟内给输入 2 ∶ 1 液，一定要记录输液后首次排尿时间，见尿后给含钾液体。③输液速度，主要取决于脱水程度和继续损失的量与速度，遵循先快后慢原则。明确每小时的输入量，一般茂菲氏滴管14～15 滴为1 mL，严格执行补液计划，保证输液量的准确，掌握好输液速度和补液原则。注意防止输液速度过速或过缓。注意输液是否通畅，保护好输液肢体，随时观察针头有无滑脱，局部有无红肿渗液以及寒战发绀等全身输液反应。对重度脱水有明显周围循环障碍者应先快速扩容;累积损失量(扣除扩容液量)一般在前8～12 小时内补完,每小时 8～10 mL/kg;后12～16 小时补充生理需要量和异常的损失量,每小时约5 mL/kg;若吐泻缓解,可酌情减少补液量或改为口服补液。④对于少数营养不良、新生儿及伴心、肺疾病的患儿应根据病情计算,每批液量一般减少 20%,输液速度应在原有基础减慢 2～4 小时,把累积丢失的液量由 8 小时延长到 10～12 小时输完。如有条件最好用输液泵,以便更精确地控制输液速度。

(2)第 2 天及以后的补液:脱水和电解质紊乱已基本纠正,主要补充生理需要量和继续损失量,可改为口服补液,一般生理需要量为每天 60～80 mL/kg,用1/5 张含钠液;继续损失量是丢多少补多少,用1/3～1/2张含钠液,将这两部分相加于 12～24 小时内均匀静脉滴注。

3.准确记录出入量

准确记录出入量,是医师调整患儿输液质和量的重要依据。

(1)大便次数,量(估计)及性质、大便的气味、颜色、有无黏液、脓血等。留大便常规并做培养。

(2)呕吐次数、量、颜色、气味以及呕吐与其他症状的关系,体现了患儿病情发展情况。比如呕吐加重但无腹泻;补液后脱水纠正由于呕吐次数增多而效果不满意,这时要及时报告医师,以及早发现肠道外感染或急腹症。

4.严密观察病情,细心做好护理

(1)注意观察生命体征:包括体温、脉搏、血压、呼吸、精神状况。若出现烦躁不安、脉率加快、呼吸加快等,应警惕是否输液速度过快,是否发生心力衰竭和肺水肿等情况。

(2)观察脱水情况:注意患儿的神志、精神、皮肤弹性、有无口渴,皮肤、黏膜干燥程度,眼窝及前囟凹陷程度,机体温度及尿量等临床表现,估计患儿脱水程度,同时要动态观察经过补充液体后脱水症状是否得到改善。如补液合理,一般于补液后 3～4 小时应该排尿,此时说明血容量恢复,所以应注意观察和记录输液后首次排尿的时间、尿量。补液后 24 小时皮肤弹性恢复,眼窝凹陷消失,则表明脱水已被纠正。补液后眼睑出现浮肿,可能是钠盐过多;补液后尿多而脱水未能纠正,则可能是葡萄糖液补入过多,宜调整溶液中电解质比例。

(3)密切观察代谢性酸中毒的表现:中、重度脱水患多有不同程度的酸中毒,当 pH 下降、二氧化碳结合力在 25%容积以下时,酸中毒表现明显。当患儿出现呼吸深长、精神萎靡、嗜睡,严重者意识不清、口唇樱红、呼吸有丙酮味。应准备碱性液,及时使用碱性药物纠正,应补充碳酸氢钠或乳酸钠。注意碱性液体有无漏出血管外,以免引起局部组织坏死。

(4)密切观察低血钾表现:常发现于输液后脱水纠正时,当发现患儿尿量异常增多,精神萎靡、全身乏力、不哭或哭声低下、吃奶无力、肌张力低下、反应迟钝、恶心呕吐、腹胀及听诊肠鸣音减弱或消失,呼吸频不规整,心电图显示 T 波平坦或倒置、U 波明显、S-T 段下移(或心律失常,提示有低血钾存在,应及时补充钾盐)等临床表现,及时报告医师,做血生化检查。如是低血钾症,应遵医调整液体中钾的浓度。补充钾时应按照见尿补钾的原则,严格掌握补钾的速度,绝不可作静脉推入,以免发生高血钾引起心搏骤停。一般按每天 3～4 mmol/kg(相当于氯化钾200～300 mg/kg)补给,缺钾明显者可增至 4～6 mmol/kg,轻度脱水时可分次口服,中、重度脱水予静脉滴入。并观察记录好治疗效果。

(5)密切观察有无低钙、低镁、低磷血症:当脱水和酸中毒被纠正时,大多表现有钙、磷缺乏,少数可有镁缺乏。低血钙或低血镁时表现为手足搐搦、惊厥;重症低血磷时出现嗜睡、精神错乱或昏迷,肌肉、心肌收缩无力(营养不良或佝偻病活动期患儿更甚),这时要及时报告医师。静脉缓慢注射 10%葡萄糖酸钙或深部肌内注射 25%硫酸镁。

(6)低钠血症:低钠血症多见于静脉输液停止后的患儿。这是以为患儿进食后水样便次数再次增多。主要表现为患儿前囟及眼窝凹陷、肢端凉、精神弱、尿少等。要及时报告医师要继续补充丢失液体。

(7)高钠血症:高钠血症出现在按医嘱禁食补液或口服补液后,患儿出现烦躁不安、口渴、尿少、皮肤弹性差,甚至惊厥。这时应报告医师,必要时取血查生化,待结果回报后根据具体情况调整液体的质和量。

(8)泌尿系统感染:患儿腹泻渐好,但仍发热,阵阵哭闹不安,此时要报告医师,根据医嘱留尿常规,并寻找感染病灶。并发泌尿系统感染的患儿多见于女婴,在护理和换尿布时一定要注意女婴儿会阴部的清洁,防止上行性尿路感染。

5.计算液体出入量

24 小时液体入量包括口服液体和胃肠道外补液量。液体出量包括尿、大便和不显性失水。呼吸增快时,不显性失水增加 4～5 倍,体温每升高 1 ℃,不显性失水每小时增加 0.5 mL/kg;环境湿度大小可分别减少或增加不显性失水;体力活动增多时,不显性失水增加 30%。补液过程中,计算并记录 24 小时液体出入量,是液体疗法护理工作的重要内容。婴幼儿大小便不易收集,可用“秤尿布法”计算液体排出量。

### (二)腹泻的护理

控制腹泻,防止继续失水。

1.调整饮食

根据世界卫生组织的要求对于轻中度脱水的患儿不必禁食,腹泻期间和恢复期适宜的营养对促进恢复、减少体重下降和生长停滞的程度、缩短腹泻后康复时间、预防营养不良非常重要。故腹泻脱水患儿除严重呕吐者暂禁食4～6小时(不禁水)外,均应继续喂养进食是必要的治疗与护理措施。但因同时存在着消化功能紊乱,故应根据患儿病情适当调整饮食,达到减轻胃肠道负担、恢复消化功能之目的。继续哺母乳喂养;人工喂养出生6个月以内的小儿,牛奶(或羊奶)应加米汤或水稀释,或用发酵奶(酸奶),也可用奶谷类混合物,每天6次,以保证足够的热量。腹泻次数减少后,出生6个月以上的婴儿可用平常已经习惯的饮食,选用稀粥、面条,并加些熟的植物油、蔬菜、肉末等,但需由少到多,随着病情稳定和好转,并逐渐过渡到正常饮食。幼儿应给一些新鲜、味美、碎烂、营养丰富的食物。病毒性肠炎多有双糖酶缺乏,应限制糖量,并暂停乳类喂养,改为豆制代用品或发酵奶,对牛奶和大豆过敏者应该用其他饮食,以减轻腹泻,缩短病程。腹泻停止后,继续给予营养丰富的饮食,并每天加餐1次,共2周,以赶上正常生长。双糖酶缺乏者,不宜用蔗糖,并暂停乳类。对少数严重病例口服营养物质不能耐受者,应加强支持疗法,必要时全静脉营养。

2.控制感染

感染是引起腹泻的重要原因,细菌性肠炎需用抗生素治疗。病毒性肠炎用饮食疗法和支持疗法常可痊愈。严格消毒隔离,防止感染传播,按肠道传染病隔离,护理患儿前后要认真洗手,防止感染,遵医嘱给予抗生素治疗。

3.观察排便情况

注意大便的变化,观察记录大便次数、颜色、性状、气味、量、及时送检,并注意采集黏液脓血部分,做好动态比较,根据大便常规检验结果,调整治疗和输液方案,为输液方案和治疗提供可靠依据。

### (三)发热的护理

(1)保持室内安静、空气新鲜、通风良好,保持室温在18～22 ℃,相对湿度55%～65%,衣被适度,以免影响机体散热。

(2)让患儿卧床休息,限制活动量,利于机体康复和减少并发症的发生。多饮温开水或选择喜欢的饮料,以加快毒素排泄带走热量和降低体温。

(3)密切观察患儿体温变化：每 4 小时测体温 1 次，体温骤升或骤降时要随时测量并记录降温效果。体温超过 38.5 ℃时给予物理降温：温水擦浴；用 30%～50%的乙醇擦浴；冰枕、冷毛巾敷患儿前额，或冷敷腹股沟、腋下等大血管处；冷盐水灌肠。物理降温后 30 分钟测体温，并记录于体温单上。

(4)按医嘱给予抗感染药及解热药，并观察记录用药效果，药物降温后，密切观察，防止虚脱。

(5)患儿的衣服，出汗后及时擦干汗液，更换衣服，并注意保暖，在严重情况下给予吸氧，以免惊厥抽搐发生。

(6)加强口腔护理，鼓励多漱口，口唇干燥时可涂护唇油。

**(四)维持皮肤完整**

由于腹泻频繁，大便呈酸性或碱性，含有大量肠液及消化酶，臀部皮肤常处于被大便腐蚀的状态，容易发生肛门周围皮肤糜烂，严重者引起溃疡及感染，要注意每次换尿布大便后须用温水清洗臀部及肛周并吸干，局部皮肤发红处涂以 5%鞣酸软膏或 40%氧化锌油并按摩片刻，促进血液循环。应选用消毒软棉尿布并及时更换。避免使用不透气塑料布或橡皮布，防止尿布皮炎发生。局部有糜烂者可在便后用温水洗净后用灯泡照烤，待烤干局部渗液后，再涂紫草油或 1%龙胆紫效果更好。

**(五)做好床边隔离**

护理患儿前后均要认真洗手防止交叉感染。

**(六)减轻患儿的恐惧**

医护人员的检查、治疗应相对集中进行以减少患儿的哭闹，可根据患儿年龄给予不同玩具，减少其恐惧心理，若患儿哭闹不安影响静脉输液的顺利进行，必要时可根据医嘱适当应用镇静药物。

**(七)对症治疗**

腹胀明显者用肛管排气或肌内注射新斯的明。呕吐严重者针刺足三里、内关或肌内注射氯丙嗪等。

**(八)注意口腔清洁**

禁食患儿每天做口腔护理两次。由于长时间应用抗生素可发生鹅口疮。如口腔黏膜有乳白色分泌物附着即为鹅口疮，可涂制霉菌素；若发生溃疡性口炎时可用 3%双氧水洗净口腔后，涂复方龙胆紫、金霉素鱼肝油。

### (九)恢复期患儿护理

(1)新入院患儿分室居住,预防交叉感染。

(2)患儿消化功能恢复时,逐渐增加奶的质和量,细心添加辅食,避免小儿腹泻再次复发。

### (十)健康教育

(1)宣传母乳喂养的优点,鼓励母乳喂养,尤其是出生后最初数月及出生后每个夏天更为重要,避免在夏季断奶。按时逐步加辅食,防止过食、偏食及饮食结构突然变动。如乳制品的调剂方法,辅食加方法,断奶时间选择方法,人工喂养儿根据具体情况。选用合适的代乳品。

(2)指导患儿家长配置和使用ORS溶液。

(3)注意饮食卫生,培养良好的卫生习惯;注意食物新鲜、清洁和奶具、食具应定时煮沸消毒,避免肠道内感染。教育儿童养成饭前便后洗手,勤剪指甲的良好习惯。

(4)及时治疗营养不良、维生素D缺乏性佝偻病等,加强体格锻炼,适当进行户外活动。防止受凉或过热,营养不良,预防感冒,肺炎及中耳炎等并发症的发生,避免长期滥用广谱抗生素。

(5)气候变化时及时增减衣物,防止受凉或过热,冬天注意保暖,夏天多喝水。尤其应做好腹部的保暖。集体机构中如有腹泻的流行,应积极治疗患儿,做好消毒隔离工作,防止交叉感染。

# 参 考 文 献


[1] 魏燕.实用临床护理实践[M].长春:吉林科学技术出版社,2019.
[2] 蔡华娟,马小琴.护理基本技能[M].杭州:浙江大学出版社,2020.
[3] 姜雪.基础护理技术操作[M].西安:西北大学出版社,2021.
[4] 赵春苗,郝继玉,管娜娜.现代临床实用护理[M].沈阳:沈阳出版社,2019.
[5] 周霞.护理教学与临床实践[M].北京:中国纺织出版社,2021.
[6] 万霞.现代专科护理及护理实践[M].开封:河南大学出版社,2020.
[7] 袁越,宋春梅,李卫,等.临床常见疾病护理技术与应用[M].青岛:中国海洋大学出版社,2021.
[8] 吕斌,马丽,郭淑敏.现代护理技术[M].长春:吉林科学技术出版社,2019.
[9] 张俊英.精编临床常见疾病护理[M].青岛:中国海洋大学出版社,2021.
[10] 张铁晶.现代临床护理常规[M].汕头:汕头大学出版社,2019.
[11] 章志霞.现代临床常见疾病护理[M].北京:中国纺织出版社,2021.
[12] 陈素清.现代实用护理技术[M].青岛:中国海洋大学出版社,2021.
[13] 李艳丽.实用护理操作与规范[M].长春:吉林科学技术出版社,2019.
[14] 任潇勤.临床实用护理技术与常见病护理[M].昆明:云南科学技术出版社,2020.
[15] 王婷,王美灵,董红岩,等.实用临床护理技术与护理管理[M].北京:科学技术文献出版社,2020.
[16] 黄俊蕾,赵娜,李丽沙.新编实用临床与护理[M].青岛:中国海洋大学出版社,2019.
[17] 刘爱杰,张芙蓉,景莉,等.实用常见疾病护理[M].青岛:中国海洋大学出版社,2021.
[18] 高淑平.专科护理技术操作规范[M].北京:中国纺织出版社,2021.
[19] 王海媛,刘霞,王媛媛,等.实用临床护理规范[M].长春:吉林科学技术出版

社,2019.

[20] 王岩.护理基础与临床实践[M].北京:化学工业出版社,2021.

[21] 刘玉春,牛晓琳,何兴莉.临床护理技术及管理[M].北京:华龄出版社,2020.

[22] 赵安芝.新编临床护理理论与实践[M].北京:中国纺织出版社,2020.

[23] 张文燕,冯英,柳国芳,等.护理临床实践[M].青岛:中国海洋大学出版社,2019.

[24] 吴欣娟.临床护理常规[M].北京:中国医药科技出版社,2020.

[25] 白志芳.实用临床护理技术与操作规范[M].长沙:湖南科学技术出版社,2019.

[26] 贾雪媛,王妙珍,李凤.临床护理教育与护理实践[M].长春:吉林科学技术出版社,2019.

[27] 窦超.临床护理规范与护理管理[M].北京:科学技术文献出版社,2020.

[28] 王绍利.临床护理新进展[M].长春:吉林科学技术出版社,2019.

[29] 张苹蓉,卢东英.护理基本技能[M].西安:陕西科学技术出版社,2020.

[30] 刘峥.临床专科疾病护理要点[M].开封:河南大学出版社,2021.

[31] 刘丽娜.临床护理管理与操作[M].长春:吉林科学技术出版社,2019.

[32] 于红,刘英,徐惠丽,等.临床护理技术与专科实践[M].成都:四川科学技术出版社,2021.

[33] 孙丽博.现代临床护理精要[M].北京:中国纺织出版社,2020.

[34] 齐艳秋,门晓冰,丁坤.现代基础护理实践[M].北京:科学技术文献出版社,2019.

[35] 张鸿敏.现代临床护理实践[M].长春:吉林科学技术出版社,2019.

[36] 朱阿芳,叶婷,徐丹,等.胎盘早剥的综合护理干预及护理满意度分析[J].中国社区医师,2021,37(3):181-182.

[37] 杨红云.健康教育应用于慢性胃炎护理中对生活质量的改善分析[J].医学食疗与健康,2021,19(4):182-183.

[38] 张霜霞.儿科护理实施风险防范式护理的效果与应用分析[J].系统医学,2021,6(3):193-195.

[39] 纪美娥,张琪.协同护理模式在心内科护理中的应用价值分析[J].中国卫生标准管理,2021,12(1):128-130.

[40] 陈静洁,陈志芳,谈大芹.护理干预对孕早期先兆流产保胎患者睡眠质量和负性情绪的影响[J].齐鲁护理杂志,2021,27(2):130-131.